Gesundheit für Körper und Seele

Leber entgiften

Richard Roth

2. Auflage

2020

Inhalt

Einleitung

Jedes Organ unseres Körpers hat eine bestimmte Funktion. Unser Gehirn ist dafür zuständig, Gedanken zu generieren und unseren Körper zu steuern. Unser Herz ist dafür verantwortlich, zuverlässig Blut durch unseren Körper zu pumpen. Die Nieren reinigen unser Blut und unser Darm verdaut das Essen. So wie alle anderen Organe hat auch die Leber eine zentrale Aufgabe. Sie ist dafür zuständig, das verdaute Essen in essenzielle Bestandteile aufzuteilen. Anschließend können Energiereserven extrahiert und für den späteren Einsatz gespeichert werden.

Werden diese essenziellen Prozesse beeinträchtigt, kann dies schnell zu körperlichen Symptomen führen. Müdigkeit und Lethargie treten ein und die allgemeine körperliche Fitness sinkt immer weiter. Tatsache ist, dass heutzutage etliche Menschen unter gesundheitlichen Problemen leiden. Stress, Müdigkeit, Lustlosigkeit und Abgeschlagenheit plagen unsere Gesellschaft. Unsere Konzentrationsfähigkeit sinkt stetig weiter ab.

Das liegt daran, dass unser Körper uns seinen Zustand nicht vorenthält. Wird unser körperliches Gleichgewicht gestört, äußert sich dies in verminderter Leistungsfähigkeit. Und es steht schlichtweg nicht mehr so viel Energie zur Verfügung, wie im Zustand optimaler Gesundheit. Unser Körper braucht die Energiereserven stattdessen, um den Belastungen entgegenzuwirken.

Das muss aber nicht heißen, dass der Körper sofort protestiert und lautstark um Hilfe schreit. Oftmals äußert sich die verschlechterte Gesundheit in kleinen Nebenwirkungen. Vielleicht haben Sie ab und zu Kopfschmerzen oder ein leichtes Zwicken unter der Haut. Morgendliche Bauchschmerzen oder hin und wieder Verdauungsprobleme sind zwar nervtötend, aber meist nicht schlimm genug, damit wir etwas dagegen unternehmen. Auch chronische Ausschläge oder Allergien werden oftmals ignoriert. Und genau hier liegt der Fehler. Die meisten Menschen nehmen diese kleinen Symptome hin und denken sich nicht viel dabei. So häufen sich über die Jahre immer mehr Beschwerden an, bis diese schließlich unerträglich werden. Dann ist es natürlich allerhöchste Zeit, etwas zu unternehmen.

Das Problem ist nur, dass herkömmliche Ärzte meist nicht viel gegen die Symptome ausrichten können. Oftmals werden Medikamente zur Linderung der Beschwerden verschrieben. Die Ursache des Problems bleibt jedoch weiterhin bestehen. Der Körper ist nicht mehr im Gleichgewicht und wird mit der Zeit nur noch gravierender reagieren, wenn der Ursprung des Problems nicht behoben wird. Was hinter diesen modernen Beschwerden steckt und wie Sie diese beheben können, erfahren Sie in diesem Buch. Sie lernen außerdem wichtige Zusammenhänge zwischen unserer Leber und unserem Wohlbefinden zu erkennen. So können Sie Ihre Gesundheit wieder selbst in die Hand nehmen und dem Körper zurück zum Optimum verhelfen.

Warum werden wir immer anfälliger?

Die Medizin macht ständig neue Fortschritte. Wir suchen nach Heilmitteln und Lösungen gegen alle möglichen Krankheiten. Größtenteils sind wir damit auch ziemlich erfolgreich. Die Lebenserwartung steigt immer weiter. Dabei gibt es nur ein Problem. Die Lebensqualität verändert sich dabei nicht wirklich zum Positiven. Oftmals verlassen wir uns schon in jungen Jahren auf die Medikamente und nehmen diese teilweise über einen sehr langen Zeitraum ein. Die Beschwerden werden dabei immer weiter übertüncht und das körperliche Wohlbefinden ist dauerhaft niedrig.

Doch worin ist diese verschlechterte Lebensqualität begründet? Tatsache ist, dass wir heutzutage deutlich mehr Stress ausgesetzt sind, als noch vor ein paar Jahren. Der berufliche Druck wird immer größer und von uns wird optimale Leistungsfähigkeit gefordert. Die Karriereleiter zu erklimmen ist uns wesentlich wichtiger, als gesund und stressfrei zu leben. Natürlich leidet auch unser seelisches Wohlbefinden unter dieser Situation. Doch die meisten von uns hören nicht auf Stressanzeichen oder innere Symptome. Unser Alltag muss schließlich wie gewohnt weiterlaufen und so nehmen wir lieber dauerhaft schädigende Medikamente ein, als unser Arbeitsleben aufs Spiel zu setzen.

Statt Sport und gesunde Ernährung zum Stressabbau zu verwenden, greifen wir auf fragwürdige Alternativen zurück. Genau diese sind es, die uns nur noch tiefer in den Strudel ziehen. Als Stressbewältigung greifen wir zu Alkohol, Zigaretten, Drogen, Junkfood, elektronischem Entertainment und ähnlichem. So schaffen wir es zumindest, unserem Unwohlsein für ein paar Stunden zu entkommen. Doch diese Befreiung hält nicht lange an, weswegen wir unseren Körper immer und immer wieder schaden müssen, um das innere Unbehagen fernzuhalten.

Unser Lebensstil ist regelrecht krankheitsfördernd. Und je länger wir diesem ungesunden Rhythmus folgen, desto mehr wird unser Körper beschädigt. Langsam, aber sicher zeigt sich diese Schwäche. Unser Immunsystem sendet uns Warnsignale. Moderne und stark verarbeitete Lebensmittel enthalten nicht nur zu wenig Nährstoffe, sondern auch noch zusätzlich schädliche Bestandteile. Unser Körper kämpft also nicht nur mit Mängeln, sondern zusätzlich auch noch mit Schadstoffen. Dass der Organismus ständig auf Hochtouren arbeitet ist selbstverständlich. Er versucht Gifte zu eliminieren und sich die wichtigen Nährstoffe herauszupicken. Doch leider ist der erfolgreiche Transport von Schadstoffen nicht immer möglich.

Unsere Leber ist dafür zuständig, diese Gifte zu entsorgen und leistet dabei täglich enorme Arbeit. Doch je ungesünder unser Lebensstil ist, desto schwieriger wird es für das Organ diese bedeutsame Funktion aufrecht zu erhalten. Aus eigenen Erfahrungen wissen wir, dass sich die ertragbare Belastung mit dem Alter verringert. Doch trotz dieser Erkenntnis achten wir nicht auf die Signale unseres Körpers und schaden uns damit selbst. Und wenn die Leber ihre Aufgabe nicht mehr richtig erfüllt, fangen auch andere Organe an, ihre Arbeit nicht mehr optimal zu erledigen. Um richtig zu funktionieren braucht unser Körper alle Glieder in der Kette. Wird eines geschwächt, so kommt es auch zur Schwächung der restlichen Bestandteile.

„Das Team ist nur so stark wie sein schwächstes Glied!“

Genau deshalb ist es wichtig den Körper zu unterstützen und mit Hilfe eines gesunden Lebensstiles die einzelnen Glieder aufrecht zu erhalten. Nur so können wir optimale Gesundheit und weitergehend maximale Leistung erreichen.

Was macht unsere Leber? Funktionen und Aufgaben

Dass die Leber ein wichtiges Organ ist, muss man an dieser Stelle nicht mehr zur Sprache kommen lassen. Trotzdem wissen die meisten Menschen nicht wirklich, was sie eigentlich genau macht und welche Funktionen sie erfüllt. Oftmals bekommt die Leber nicht den Ruhm, den sie eigentlich verdient. Wenn Sie die Wichtigkeit aller Organe einordnen müssten, an welcher Stelle stünde dann die Leber? Für die meisten Menschen belegen Herz, Gehirn und Lunge das Podest. Doch eigentlich sollten alle Organe auf dem gleichen Rang stehen, denn das Überleben ist nur dann möglich, wenn jedes Glied seine Aufgabe erfüllen kann.

Die Leber erfüllt die so ziemlich wichtigsten Stoffwechselfunktionen. Sie versorgt uns mit Nährstoffen und liefert somit die benötigte Energie. Außerdem werden Reserven gebildet, die uns in Situationen eines Mangels zur Verfügung gestellt werden. Es gibt jedoch noch eine weitere essenzielle Funktion der Leber. Sie sorgt dafür, dass die Giftstoffe aus unserem Körper geleitet werden. Außerdem ist sie in der Lage Giftstoffe in ungiftige Substanzen umzuwandeln.

Ihre Hauptaufgabe ist also die Verteilung von aufgenommenen Stoffen, ob gut oder schlecht und die damit einhergehende Reinigung.

Außerdem ist sie ein wesentlicher Bestandteil der. Fettverdauung. Weiterhin reguliert die Leber unsere Enzyme, welche unter anderem benötigt werden, um die restlichen Orange in ihrem Arbeitsprozess zu unterstützen. Komplexe Enzymsysteme werden in unserer Leber produziert, damit sie unserem Körper zugeführt werden können. Die Leber ist also praktisch der Umschlagpunkt für unsere Gesundheit. Sollten ihre Funktionen eingeschränkt werden, kann es zu schwerwiegenden Problemen innerhalb unseres Körpers kommen.

Anatomie der Leber

Bei einem erwachsenen Menschen wiegt die Leber etwa 1,4 Kilogramm. Sie befindet sich unterhalb unseres Zwerchfells und oberhalb unseres Magens. Außerdem nimmt sie einen sehr großen Teil des Raumes ein, der unter unseren Rippen zur Verfügung steht. Allein daran lässt sich erkennen, wie wichtig dieses Organ ist. Dabei passt sie sich an unseren Atemrhythmus an. Das Gewebe der Leber gliedert sich in viele kleine Läppchen, welche aus Leberzellen bestehen. Diese Leberzellen sind von bestimmten Gefäßen durchzogen, welche den Blutfluss und den Verkehr der Gallenflüssigkeit ermöglichen. Durch die Leberarterie wird das Organ mit sauerstoffreichem Blut versorgt. Zusätzlich transportiert die sogenannte Pfortader sauerstoffarmes Blut von unserer Verdauung zur Leber, damit Nährstoffe aufgenommen werden können. Die Leber sorgt dafür, dass das herantransportierte Blut gereinigt und gefiltert wird. Erst dann können die Nährstoffe im Organismus verteilt werden.

Allgemein ist die Leber ein zentrales Element für Stoffwechselprozesse. Dabei sind die Leberzellen für den Fettstoffwechsel verantwortlich. Hier können Fette abgebaut werden, um diese in Energie umzuwandeln. Die Leberzellen produzieren täglich in etwa 800 bis 1000 Milliliter Gallenflüssigkeit. Diese wird im Gallenkanal angesammelt und in den Zwölffingerdarm transportiert. Die Gallenflüssigkeit hilft bei der Fettspaltung und Aufnahme.

Aber nicht nur bei der Verdauung von Fetten unterstützt uns die Leber. Auch der Kohlenhydratstoffwechsel kommt ohne unser wichtigstes Organ nicht aus. Denn die Leber hat die Aufgabe, den Zuckerspiegel im Blut zu regulieren. Wenn dieser zu hoch ansteigt, ist die Leber dafür verantwortlich, den Zucker über die Pfortader als Glykogen abzuspeichern. Ist der Zuckerspiegel im Blut zu niedrig, baut die Leber etwas ihres Speichers ab und gleicht diesen wieder aus. Die Leber reguliert also zusätzlich einen Teil unseres Blutes.

Zu Guter Letzt müssen natürlich auch Eiweiße richtig verdaut werden. Die Leberzellen helfen dabei, Eiweiße aus der Nahrung abzubauen. Die Aminosäuren werden in Kohlenhydrate oder Fette umgewandelt. Das passiert zur Energiegewinnung. Bei diesem Prozess entsteht jedoch Ammoniak, welcher generell als giftig gilt. Aber hier ist die Leber direkt zur Stelle, um dieses Gift wieder auszuleiten. Und zwar in Form von ungiftigem Harnstoff, der an das Blut abgegeben wird. Von dort aus ist die Niere dafür zuständig, diesen über unseren Urin auszuscheiden.

Folgen einer geschwächten Leber

Nachdem wir uns nun mit dem Aufbau und der Funktion einer intakten Leber auseinandergesetzt haben, kommt eine wichtige Frage auf. Was passiert, wenn sie ihren gewöhnlichen Aufgaben nicht mehr nachgehen kann?

Welche Folgen birgt eine geschwächte Leber?

Allgemein bringt eine angeschlagene Leber viele gesundheitliche Nachteile mit sich, die sich mit der Zeit in ihrer Intensität und Ausprägung verstärken. Die Symptome sind anfangs nicht wirklich klar erkennbar und schleichen sich so über einen längeren Zeitraum in unseren Alltag. Gerade deshalb ist es oft schwierig einen klaren Entschluss zu fassen, denn die gesundheitlichen Probleme sind mehr oder weniger normal für uns.

Was genau können Sie also erwarten, wenn ihre Leber nicht mehr einwandfrei funktioniert?

Natürlich kann es primär zu Lethargie (Zustand körperlicher und seelischer Trägheit), Gewichtszunahme oder anderen eher milden Symptomen kommen. Neben diesen Nebensymptomen können aber auch schwerwiegende Folgen auftreten. So zum Beispiel eine Leberentzündung, auch Hepatitis genannt. Spätestens dann sollte man beginnen zu handeln Auch eine Leberzirrhose ist möglich. Bei einer Leberzirrhose verwandelt sich das Gewebe der Leber Stück für Stück in Bindegewebe. In Folge dessen werden die Funktionen des Organs massiv eingeschränkt.

Die Erkrankung kann aber auch durch einen Virus oder eine Stoffwechselkrankheit ausgelöst werden. Auch von der sogenannten Fettleber haben Sie sicherlich schon einmal gehört. Diese ist ebenfalls eine Folge von zu viel Alkohol oder Übergewicht. Aber auch der Missbrauch von Medikamenten kann eine Rolle spielen. Bei dieser Krankheit enthält die Leber einen gefährlichen Fettanteil, welcher Leberkarzinome begünstigen kann. Frauen sind davon meist nicht betroffen. Kommt es aber zu einem Karzinom, kann dies tödlich enden.

Doch nicht jede Erkrankung der Leber ist genauestens bekannt. So gibt es Autoimmunkrankheiten, die sich ebenfalls negativ auswirken können. Die Forschung in diesem Bereich ist noch nicht weit vorangeschritten und die Ursachen sind meist unbekannt. Primäre Biliäre Zirrhose ist eine dieser Autoimmunkrankheiten. Hierbei sind die Gallenwege chronisch entzündet, was wiederum zu einer Darmentzündung führt. Worin genau diese Autoimmunprobleme begründet sind, ist noch unklar. Trotzdem kann man klar erkennen, dass durch unseren Lebensstil nicht nur die Leber selbst, sondern in Folge dessen auch weitere Organe in Mitleidenschaft gezogen werden. In Fällen von schweren Autoimmunkrankheiten konnten jedoch bereits Besserungen durch eine Ernährungsumstellung aufgezeichnet werden. Die Betroffenen sind also nicht komplett hilflos

Es gibt also noch Hoffnung. Gerade die Leber ist ein wahrer Regenerationskünstler und kann sich selbst nach schwerwiegenden Beeinträchtigungen zu ihrem Ursprungszustand zurückentwickeln. Jedoch sollte man bedenken, dass auch hier der Ansatz „Je eher, desto besser!“ gilt.

Symptome und Warnzeichen

Wenn die Leber geschädigt wird, sendet der Körper uns meistens Signale. Das ist jedoch nicht immer der Fall. Eine Fettleber ist besonders in den Anfangsstadien so gut wie symptomfrei. Trotzdem begünstigt sie die Entwicklung weiterer Erkrankungen, wie beispielsweise einer Leberzirrhose. Je früher man Erkrankungen der Leber entdeckt, desto besser sind die Chancen, dass sich diese heilen lassen. Je eher der Heilprozess beginnt, desto höher sind die Chancen auf vollständige Regeneration. Sogar bei einer Infektion mit Hepatitis C besteht Hoffnung, sofern die Infektion früh erkannt wird. Wer z.B. schon 10 Jahre mit dem Virus lebt, hat eine um 10% geringere Wahrscheinlichkeit, dies wieder in den Griff zu bekommen. Aber wie könnte man das Virus eigentlich entdecken?

Die Symptome halten sich weitestgehend in Grenzen. Das erste Anzeichen ist normalerweise Abgeschlagenheit und Müdigkeit.

Doch natürlich ist es schwer festzustellen, woher die Lethargie kommt. Es könnte auch ein stressiger Alltag sein, der uns zu schaffen macht. Wer es genau wissen will, kann seine Leberwerte bestimmen lassen. Die Kosten dafür müssen Sie normalerweise selbst tragen.

Symptome von Lebererkrankungen sind nicht eindeutig und deswegen fällt es schwer, früh eine Diagnose zu stellen. Trotzdem wollen wir an dieser Stelle ein paar Symptome nennen, die Ihnen bei einer Erkrankung auffallen könnten.

Wie bereits erwähnt stehen zu Beginn die eher unauffälligen Symptome. Dazu gehören dauerhafte Müdigkeit, ständige Trägheit oder auch Gewichtsprobleme trotz gesunden Lebensstiles. Hinzu kommen anhaltende Appetitlosigkeit, Muskel- und Gelenkschmerzen oder auch Juckreiz.

Neben diesen eher uneindeutigen Anzeichen finden wir eine Vielzahl stärkerer Symptome. Dabei kann es unter anderem zu kleinen Einblutungen im Gesicht oder zu schneller Bildung von blauen Flecken kommen. Ein weiteres Indiz kann ein Druckgefühl im rechten Oberbauch sein. Dabei handelt es sich allerdings nicht um einen direkten Schmerz. Bei der Fettleber kann es zu einer Vergrößerung des Gewebes kommen, wodurch das genannte Druckgefühl entsteht.

Ebenso stehen häufiges Nasenbluten, eine rot-violett Verfärbung der Zunge oder auch eine dauerhafte Rötung der Handinnenfläche mit einer geschwächten Leber in Verbindung.

Wenn die Leber ernsthaft erkrankt ist, kann es ebenso zu gelblichen Verfärbungen in den Augen und auf der Haut kommen. Das liegt daran, dass der Farbstoff Bilirubin nicht mehr ausgeschieden werden kann. Sollte Ihnen eines dieser Symptome bekannt vorkommen, sollten Sie dringend Ihre Leberwerte überprüfen lassen.

Wie wir die Leber gesund halten können

Die essenzielle Grundlage für intakte Organe ist eine Kombination aus gesunder Ernährung und einem aktiven Lebensstil. Neben dieser Basis können wir aber mit Hilfe zusätzlicher Methoden unsere Leber unterstützen und ihre Funktion gewährleisten. So gibt es einige Nahrungsbestandteile, die sich besonders positiv auf das Entgiftungsorgan auswirken.

Da die Leber durch ihre wesentliche Funktion ständig mit toxischen und oxidativen Stoffen in Verbindung steht, ist es wichtig, sie genau an dieser Stelle zu schützen und zu unterstützen. So können wir beispielweise auf eine angemessene Zufuhr an Antioxidantien achten, um die Entgiftungsfunktion zu verstärken. Dabei müssen wir uns auch nicht auf Nahrungsergänzungsmittel verlassen. Nahezu alle notwendigen Hilfsstoffe können auf natürlichem Wege eingenommen und vom Körper verarbeitet werden. Beeren weisen zum Beispiel einen hohen Wert an Antioxidantien auf.

Die richtige Zufuhr an Nährstoffen hilft außerdem dabei, den Enzymhaushalt aufrechtzuerhalten. Dabei ist es wichtig, alle Mikronährstoffe in ihrer optimalen Dosis einzunehmen. Vor allem Zink sollten Sie in Bezug auf die Leber priorisieren. Mit seiner hohen Anzahl verschiedener Enzyme bringt der Mineralstoff viele positive Auswirkungen mit sich. Außerdem ist er essenziell für die Bildung von Retinol, welches die Vitaminaufnahme gewährleistet. Besonders Vitamin A kann wesentlich besser absorbiert werden, wenn Sie sich ausgeglichen ernähren. Genau dieses Vitamin verhindert eine Entzündung der Leber. Außerdem kann die Bindegewebeproduktion bei einer Leberzirrhose verhindert werden. Besonders wichtig sind auch B-Vitamine. Ohne sie wird die korrekte Harnbildung beeinträchtigt. Vitamin C unterstützt unsere Leber außerdem im Kampf gegen Viren wie Hepatitis.

Bei Lebererkrankungen wird oftmals eine sogenannte Mikronährstofftherapie angewendet. Diese soll die natürliche Regeneration der Leber anregen. Die Mischung der Nährstoffe ist perfekt abgestimmt. Dabei handelt es sich aber nicht um künstliche Präparate. Die Nährstoffe sind vollkommen natürlich und sollen den Körper bei der Heilung unterstützen. Hergestellt wird diese Mischung aus über 60 verschiedenen Lebensmitteln. Die Umsetzung erfolgt in flüssiger Form, da der Körper die Nährstoffe so auch wesentlich besser aufnehmen kann. Diese Methode kann präventiv oder nach Ausbruch einer Krankheit angewendet werden.

Nicht nur eine gesunde Ernährung mit allen Nährstoffen unterstützt unsere Leber. Es gibt auch andere kleine Tricks, die ihre Gesundheit fördern. Worauf Sie im Zusammenhang mit der Entgiftung achten sollten, klärt sich im Fortlauf des Buches.

Leber mit Ernährung entgiften

Zunächst kommen wir zu der natürlichsten Methode, um die Leber zu reinigen, die Ernährungsweise. Allein der Konsum der richtigen Nahrungsmittel kann Ihnen dabei helfen, die Leber zu regenerieren. Der erste Schritt zur Entgiftung der Leber ist also, Ihre Lebensweise bei Bedarf komplett auf den Kopf zu stellen.

Dazu müssen Sie sich erst einmal von den schädlichen Giften in der Nahrung fernhalten. Das bedeutet, Sie sollten auf Alkohol und ungesunde Nahrungsmittel, sowie auf Zigaretten verzichten. Dabei ist es empfehlenswert genannte Schadstoffe für einen längeren Zeitraum zu verbannen. Dies kann natürlich schnell schwierig werden. Besonders in der Nähe Bekannter passen sich die Menschen gerne an ihr Umfeld an. Trinken die Freunde nach dem Besuch in der Gaststätte einen Schnaps, so wollen auch wir Teil des „Brauchs“ sein. Grundsätzlich ist ein Glas Wein, ein Bier oder eben der Schnaps am Abend auch nicht allzu verwerflich, solange gewisse Grenzen gewahrt werde. Trotzdem ist es empfehlenswert die Regeneration der Leber zu beschleunigen indem wir jeglichen Konsum von Alkohol, Tabak, FastFood oder anderen schädlichen Substanzen einstellen. Empfohlen werden dabei 1-3 Monate.

Warum? Weil gewisse Schadstoffe in unserem Fett gespeichert werden und somit für einen langen Zeitraum im Körper verbleiben. Dabei kann es bis zu 3 Monaten dauern, bis unsere Fettzellen komplett neu ersetzt werden. Im Umkehrschluss bedeutet das, dass Schadstoffe auch nach 3 Monaten stets im Körper vorhanden sein können.

Trotzdem können wir den Prozess beschleunigen, indem wir unsrer Leber unterstützen und die Entgiftungsfunktion mit Hilfe bestimmter Lebensmittel verbessern. Dadurch können wir Schadstoffe schneller aus dem Körper geleiten und unserem Entgiftungsorgan bei der Regeneration unter die Arme greifen.

Im Folgenden findest du die Lebensmittel, die eine besonders entgiftungsfördernde Wirkung versprechen.

Knoblauch

Sicher haben Sie schon mal von der positiven Wirkung von Knoblauch gehört. Zwar verursacht Knoblauch den allseits bekannten unangenehmen Mundgeruch, aber die Aktivität Ihrer Leber wird enorm angekurbelt. Er unterstützt die Arbeitslast des Organs und trägt zu einer schnelleren Ausscheidung von Giftstoffen bei.

Walnüsse

Diese Nüsse enthalten zahlreiche Nährstoffe. Unter anderem Glutathion, Omega 3 Fettsäuren und L-Arginin. Damit wird nicht nur die Entgiftung unterstützt, sondern auch der Ammoniakhaushalt. Der Körper braucht die Bestandteile in Walnüssen, um das giftige Ammoniak abzutransportieren. Walnüsse helfen also primär dabei, Sie mit den richtigen Mikronährstoffen zu versorgen.

Brokkoli

Für Sie ist es sicherlich keine überraschende Nachricht, dass Brokkoli gesund ist. Er enthält Senfölglykosid. Auch dieser Inhaltsstoff unterstützt die Leber bei Ihren täglichen Aufgaben. Die Giftausscheidung wird angeregt.

Dunkelgrünes Blattgemüse

Dazu gehören vor allem die bitteren Salatsorten. Löwenzahn, Rucola, oder Radicchio enthalten beispielsweise wichtige Bitterstoffc. Die Bitterstoffe helfen nicht nur bei der Entgiftung, sondern regen auch die Fettverbrennung an.

Ingwer

Dass Ingwer als natürliches Heilmittel bei Erkältungen und anderen Krankheiten bekannt ist, wissen Sie ja sicherlich bereits. Das liegt unter anderem daran, dass Ingwer es schafft die Entgiftung im Körper einzuleiten. Und das natürlich über die Leber.

Besonders empfehlenswert ist ein Ingwertee am Morgen oder einfach zwischendurch. Auch Baldriantee oder Pfefferminztee erzielen ähnliche Ergebnisse.

Rote Beete

Rote Beete kann ein ganz schönes Chaos in der Küche verursachen. Aber das ist es wert, denn die Wurzel enthält sekundäre Pflanzenstoffe, unter anderem Carotinoide und Flavonoide. Diese bewirken, dass unser Körper stärker durchblutet wird. Dabei wird auch unser Blut gereinigt. Natürlich steckt rote Beete auch voller Nährstoffe, die die Leber in der Regeneration unterstützen.

Zitrone

Machen Sie es sich zur Routine, morgens eine heiße Tasse Wasser mit Zitrone zu trinken. Gerne auch in Kombination mit Ingwer. Denn Zitrone ist eine ausgezeichnete Vitamin C Quelle und aktiviert im gleichen Zuge die Leber. Besonders am Morgen kann es nicht schaden, wenn unsere

Verdauung etwas früher angeregt wird. Die Zitrone bringt die Enzyme in Schwung und startet den Entgiftungsprozess.

Artischocken

Genauso wie dunkle Salatarten enthalten auch Artischocken gesunde Bitterstoffe. Genau wie andere dunkle Gemüsesorten unterstützt die Artischocke Sie bei der Entgiftung.

Grüner Tee

Grüner Tee kann stark beim Abnehmen helfen. Er kann dazu beitragen, übermäßige Ablagerungen von Fett zu beseitigen. In unserem Fett sind außerdem Giftstoffe gespeichert, die so ausgeleitet werden können. Grüner Tee erfüllt auch eine schützende Wirkung gegen Krankheiten, die durch zu viel Alkohol verursacht werden.

Kurkuma

Kurkuma enthält viele wichtige Stoffe. Das unter anderem enthaltene Curcumin unterstützt die Funktionsweise der Galle. Außerdem werden nicht nur die Heilungsfunktionen der Leber unterstützt, sondern auch die Entgiftung. Curcumin kann die Leber vor Schadstoffen schützen, die in dem Organ im Umlauf sind. Curry Gewürzmischungen enthalten z.B. Kurkuma. Mit dem Gewürz lässt sich also auch ein leckeres und gesundes Gericht zaubern.

Die genannten Lebensmittel können Sie ganz einfach in Ihren Alltag integrieren. Besonders wichtig ist es, dass Sie viel Obst, Gemüse und Kräuter zu sich nehmen. Auch gesunde Proteinquellen sind extrem wichtig. Achten Sie darauf, genügend Omega 3 Fettsäuren zu konsumieren. Dies können Sie unter anderem mit Lachs oder Eiern tun. Bei tierischen Proteinquellen sollten Sie jedoch auf eine gute Qualität achten. Denn Billig-Fisch oder Fleisch kann z.B. auch einige Gifte und Schadstoffe enthalten.

Bei Obst und Gemüse sollten Sie selbstverständlich darauf achten, dass dieses nicht gespritzt ist. Kaufen Sie also Bio, wann immer es geht. Ansonsten ist es ratsam die genannten Lebensmittel in den Alltag zu integrieren. Kochen Sie z.B. ein köstliches Curry mit Brokkoli. Versuchen Sie so oft wie möglich selbst zu kochen. Fertig-Lebensmittel enthalten meist Konservierungsstoffe und versteckte Gifte. Bei selbstgemachtem Essen können Sie entscheiden, welche Zutaten mit welcher Qualität gewünscht sind. Wenn Sie keine Zeit haben jeden Tag etwas zu kochen, nehmen Sie sich vielleicht einen Tag pro Woche Zeit, um Gerichte vorzubereiten. Kochen Sie an einem Sonntag so viel, dass es für die ganze Woche reicht. Das spart Zeit und Nerven.

Kann sich die Leber erholen?

Wie bereits erwähnt, gibt es im Zusammenhang mit Leberkrankheiten auch gute Nachrichten. Die Leber kann sich erholen. Zumindest sofern sie die richtige Unterstützung bekommt. Wenn Sie bereit sind Ihren Lebensstil zu ändern, gibt es für Ihre Leber noch Hoffnung. Heutzutage gibt es unzählige Strategien, um die Leber zu entgiften und sie wieder auf optimalen Leistungszustand zu bringen. Tatsache ist, dass diese Methoden auch ihre Wirkung zeigen. Deswegen wollen wir Ihnen in diesem Buch beibringen, wie Sie Ihrer Leber nicht nur eine Auszeit geben, sondern sie auch nachhaltig regenerieren können.

Für die Entgiftung Ihrer Leber muss auch nicht zwangsweise eines der anfangs genannten Symptome vorliegen. Sie können Ihre Leber präventiv reinigen und damit das Aufkommen von jeglichen Krankheiten verhindern. Oftmals bemerken Betroffene erst nach einer Besserung der Symptome, dass diese überhaupt vorhanden waren. Zu häufig reden wir kleinere Probleme wie Müdigkeit oder Lustlosigkeit gut, doch schaden uns dadurch über einen längeren Zeitraum nicht nur körperlich, sondern auch seelisch. Es ist also jedem von uns zu empfehlen eine Leberentgiftung durchzuführen, auch wenn wir uns gesund fühlen. Die Resultate können dabei äußerst überraschend sein.

Kommen wir nun zu den nutzvollen Methoden, um unsere Leber wieder auf Vordermann zu bringen.

Leberwickel zur Entgiftung

Es gibt verschiedene Möglichkeiten, um die Entgiftungsfunktion der Leber anzuregen. Eine davon ist ein sogenannter Leberwickel. Dabei wird ein feuchtes Tuch direkt auf die Leber aufgelegt. Das Tuch sollte möglichst warm sein, damit die Durchblutung angeregt werden kann. Die Haut über der Leber sollte sich leicht rot färben. Daran erkennen Sie, ob der Wickel funktioniert. Mit Hilfe dieser Technik kann die Leber effektiver arbeiten und Gifte schneller abbauen. Leberwickel können Sie vor allen in Zusammenhang mit einer Fastenkur anwenden. Das erleichtert dem Körper die Ausleitung. Die Methode kann außerdem dabei helfen, den Hormonhaushalt zu normalisieren. Auch die Schilddrüse arbeitet besser. Leberwickel können immense Entspannung bewirken. Vor allem in der traditionellen chinesischen Medizin gilt die Leber als Sitz von Wut, Zorn und Ärger. Eine gesunde Leber macht uns also auch gelassener, ausgeglichener und ruhiger.

Achten Sie jedoch darauf, den Wickel nicht bei Magenbeschwerden oder Magengeschwüren anzuwenden. Die Technik empfiehlt sich besonders vor dem Schlafengehen, damit Sie einen tieferen und gesünderen Schlaf haben. Im Folgenden zeigen wir Ihnen Schritte, wie Sie einen Leberwickel richtig durchführen.

1. Zunächst brauchen Sie eine Wärmflasche, ein kleines und ein großes Handtuch.
2. Die Wärmflasche sollten Sie mit kochendem Wasser befüllen.
3. Tränken Sie dann das kleine Handtuch in warmes Wasser. Achten Sie darauf, dass es nicht zu nass ist. Es sollte lediglich feucht sein.
4. Das feuchte Handtuch falten Sie dann und legen es auf die Haut über der Leber. Die Leber befindet sich unterhalb des Rippenbogens im Brustkorb. Fahren Sie mit ihrer Hand über die Mitte der Brust und üben Sie ein wenig Druck aus. Sobald sie die erste weichere Stelle erreichen, an der Sie leicht in den

Bauch drücken können bringen Sie den Wickel an.

5. Legen Sie dann die Wärmflasche auf das feuchte Handtuch. Achten Sie hierbei auf die Hitze. Ist diese zu hoch, sollten Sie für einen entsprechenden Zeitraum warten, um sich nicht zu verbrennen.
6. Zuletzt wickeln Sie das große Handtuch um den Bauch, um alles an Ort und Stelle zu halten.
7. Legen Sie sich entspannt hin und lassen Sie den Leberwickel mindestens eine halbe Stunde lang einwirken. Zur Entspannung empfiehlt sich Musik oder ein nettes Buch.

Heilfasten zur Entgiftung

Das Fasten kann eine unkomplizierte Lösung sein, wenn es um die Entgiftung der Leber geht. Dabei ist der Begriff heutzutage in aller Munde und bildet schon fast eine der wichtigsten Grundlagen für eine gute Diät. Im Folgenden finden Sie eine kurze Erklärung.

Fasten ist natürlich kein Fremdwort und beschreibt hierbei den Verzicht auf die Nahrungsaufnahme. Während einer Fastenkur nehmen Sie für gewöhnlich nichts zu sich, außer Wasser und Tee. Dabei ist es wichtig, den Körper nicht zu sehr zu belasten.

Neben dem gewöhnlichen Fasten gibt es noch das Fasten mit Säften. Beim sogenannten "Juice Fasting" ist ebenfalls keine feste Nahrung erlaubt. Hier dürfen Sie aber Säfte aus frischem Obst und Gemüse trinken. Natürlich müssen diese selbst gepresst sein, da Supermärkte oftmals keine gesunden Optionen ohne Zusatzstoffe bieten. Neben dem Heilfasten und dem Juice Fasting gibt es noch die Möglichkeit zum

Intermittierenden Fasten. Dabei schränken Sie die Nahrungsaufnahme nur in ein bestimmtes Zeitfenster am Tag ein. Besonders diese Form des Fastens hat sich in den letzten Jahren stark verbreitet und bietet eine alltagstaugliche Variation. Welche Möglichkeiten es hierfür gibt, erfahren Sie im Fortlauf des Buches.

Natürlich gibt es noch viele andere Formen des Fastens. Oftmals wird Fasten mit dem Verzicht auf Süßigkeiten gleichgestellt. In diesem Fall sprechen wir aber von tatsächlichem Fasten zur Entgiftung. Also das Fasten ohne jegliche Nahrungsmittel. Die Entgiftung ist ein natürlicher Prozess unseres Körpers, um uns gesund zu halten. Dabei unterstützen uns die Leber, der Darm, die Nieren, die Lunge, die Lymphknoten und unsere Haut. Denn wenn wir für eine bestimmte Zeit keine Nahrung mehr zu uns nehmen, fängt der Körper an, seine Reserven aufzubrauchen. In unserem Körperfett sind Vitamine und Nährstoffe gespeichert, leider aber auch die Giftstoffe. Wenn der Körper anfängt diese Speicher aufzulösen, können die Gifte ausgeleitet werden. Die Fettreserven werden in

Energie umgewandelt. Während der Fastenzeiten werden Chemikalien und Gifte aus den Fettsäuren gelöst und abtransportiert.

Das Fasten stärkt dabei aber nicht nur die Entgiftung. Ganz nebenbei bewirken wir eine automatische Verbesserung unseres Immunsystems. Normalerweise ist unser Körper tagein tagaus mit der Verdauung beschäftigt. Dabei verbraucht das Verdauungssystem eine Menge Energie und Ressourcen. Ist während des Fastens Nichts zum Verdauen vorhanden, so wird die Aufmerksamkeit stattdessen auf das Immunsystem gelenkt. Kranke und alte Zellen werden durch neue ersetzt und verhelfen uns somit zu mehr Vitalität. Das ist auch der Grund, warum verletzte Tiere nicht mehr essen. Sie konzentrieren sich auf die Heilung und ziehen sich zurück. Sicher haben auch Sie schon einmal bemerkt, dass Ihr Hungergefühl nachlässt, wenn Sie krank sind.

Fasten hat außerdem meist einen schnellen Gewichtsverlust zur Folge. Schließlich wird unser Körperfett in Energie umgewandelt. Wenn unser Körper in den Fasten-Modus kommt, können wir tagelang ohne Essen durchhalten. Meist ist das Hungergefühl schon nach einem einzigen Tag verschwunden. Der Körper stellt sich komplett um. Während des Fastens schrumpft unser Magen wieder auf seine normale Größe zurück. Nach einer Fastenkur ist es nahezu unmöglich, konstant zu viel zu essen. Und das ist schließlich der Grund, wieso uns das Abnehmen oft so schwerfällt. Wir haben unseren Magen durch jahrelangen Überkonsum so sehr ausgeweitet, dass er nach immer größeren Essensmengen verlangt. Unser Körper hat sich an unsere Suchtmittel gewöhnt und schreit nach mehr Junkfood, Alkohol und Zigaretten. Eine Fastenkur kann helfen, diese ungesunden Bedürfnisse zu beseitigen. Nach dem Fasten werden Sie mit weniger Essen zufrieden sein. Das kann Ihnen außerdem helfen, eine eventuell vorhandene Zuckersucht endgültig zu überwinden.

Hier nochmal die größten Vorteile des Fastens zusammengefasst:

- Zellerneuerung (besseres Hautbild)

- Gesunde und nachhaltige Gewichtsabnahme
- Verbesserte Konzentration
- Gesteigerte Laune
- Tieferer Schlaf
- Verdauungsfördernd
- Entgiftend
- Und viele weitere kleine Vorteile

Worauf Sie beim Fasten achten sollten

Grundsätzlich sollten Sie wissen, dass Fasten auch gefährlich werden kann, wenn Sie keine Erfahrung haben. Deshalb ist es empfehlenswert sich langsam und in kleinen Schritten heranzutasten. Beginnen Sie mit der einfachsten Methode des Intervall-Fastens, dem 16/8 Zyklus. Eine genauere Erklärung finden Sie fortfolgend.

Bei längerem Fasten sollten Sie sich darauf gefasst machen, anfangs nicht ganz so viel Energie wie sonst zur Verfügung zu haben. Schließlich essen Sie keine Kohlenhydrate, die Ihnen als direkt verfügbare Energiequelle dienen. An Fastentagen sollten Sie sich also nicht bis an ihre Grenzen treiben. Bei längeren Fastenperioden ist es außerdem wichtig täglich eine kleine Portion Salz zu sich zu nehmen. Der Körper braucht die Mineralien, um richtig zu funktionieren. Wenn Sie ganz normal mit Wasser fasten, können Sie einfach eine Prise Salz darin auflösen.

Auch nach dem Fasten sollten Sie darauf achten, nicht sofort schwere Mahlzeit zu sich zu nehmen. Auch hier empfiehlt sich langsam und in kleinen Schritten die Nahrungsaufnahme zu erhöhen. Lassen Sie die erste Mahlzeit beispielweise eine Suppe sein. Fortfolgend können Sie mit Gemüse und anderen leicht verdaulichen Speisen langsam zurückfinden.

Die Tage vor dem Fasten sollten Sie ebenfalls richtig gestalten. Es ist wichtig, dass Sie nicht allzu ungesund Essen. Vor allem Zucker sollten Sie in Grenzen halten. Dadurch wird es Ihnen wesentlich leichter fallen, ein paar Stunden zu fasten. Schließlich machen Zucker und starke Geschmacksverstärker süchtig. Selbst wenn wir dann auf sie verzichten wollen, verlangt der Körper nach mehr. So wird es Ihnen fast unmöglich sein, selbst für kurze Zeiträume auf Essen zu verzichten.

Mögliche Fasten-Pläne zur Entgiftung

Kommen wir nun zu verschiedenen Fasten-Routinen, die Sie zur Entgiftung anwenden können. Entscheiden Sie also selbst, welche von diesen Strategien Sie am besten in Ihren Alltag integrieren können. Dabei steigen die Routinen in der Schwierigkeit. Die erste ist die einfachste.

16/8

Bei dieser Routine essen Sie einfach in einem Zeitfenster von acht Stunden. Und das jeden Tag. Diese Möglichkeit ist so ziemlich die einfachste. So geben Sie Ihrem Körper trotzdem die Möglichkeit, sich über Nacht zu regenerieren. Das 16 Stunden Zeitfenster ist bereits ein Fortschritt, wenn Sie ständige Nahrungszufuhr gewohnt sind. Versuchen Sie außerdem, sich an feste Mahlzeiten zu halten und nicht zu viele Snacks zu essen. Sie beginnen also beispielweise ihren Tag mit einem Frühstück um 8 Uhr, nehmen gewohnt ihr Mittag um 12 Uhr ein und beenden den Zyklus um 16 Uhr. Dabei ist es empfehlenswert in den Morgen mit Kohlenhydraten zu starten, den Tag dann aber mit Fetten und Eiweißen zu beenden. Dadurch haben Sie genügend Energie zur Verfügung und sind am Abend bis zum nächsten Morgen gesättigt.

18/6

Bei dieser Routine gehen wir noch einen Schritt weiter. Sie fügen praktisch zwei Stunden zu Ihrem 16/8 Fasten-Zeitfenster hinzu. In diesen zwei Stunden kann Ihr Körper schon einiges schaffen. So können Sie sich langsam hocharbeiten, ohne dabei eine konkrete Fastenkur zu starten.

20/4

Jetzt wird es schon ein wenig schwieriger. Menschen, die 20/4 Fasten betreiben, nehmen meist zwei Mahlzeiten hintereinander zu sich. Der Körper hat also täglich genügend Zeit, um sich auf Heilung zu konzentrieren. Sie starten also beispielweise ihren Zyklus um 12 Uhr mit einem reichhaltigen

Mahl und nehmen um 16 Uhr ihre Abschlussmahlzeit zu sich.

Eine Mahlzeit täglich

Am kleinsten ist das Zeitfenster natürlich, wenn Sie nur einmal am Tag essen. So fasten Sie praktisch 23 Stunden am Tag. Schaffen Sie es, dies über längere Zeiträume hinweg durchzusetzen, können Sie mit großer Sicherheit davon ausgehen, dass Ihre Leber sich langsam selbst reinigt, bei entsprechend gesunder Ernährung. Dann sollte es Ihnen auch nicht schwerfallen, zwei oder drei Tage am Stück zu fasten.

Fasten ist nicht für jedermann geeignet

Obwohl Fasten eine exzellente Methode zur Entgiftung ist, birgt es für einige von uns Risiken. Folgende Personengruppen sollten ein vorheriges Gespräch mit ihrem Arzt in Erwägung ziehen:

- Menschen mit gesundheitlichen Beeinträchtigungen, wie Herzkrankheiten oder Diabetes Typ 2

- Frauen die schwanger sind, stillen oder versuchen, schwanger zu werden.

- Untergewichtige Menschen

- Menschen mit Essstörungen

- Menschen mit Blutzuckerspiegel-Problemen

- Personen mit niedrigem Blutdruck

- Altersschwache Personen

- Personen, die versschreibungspflichtige Medikamente zu sich nehmen

Ganzheitliche Leberreinigung

Eine Leberreinigung soll dazu dienen, das Organ über einen längeren Zeitraum hinweg zu schonen. Es soll entlastet werden, sodass es sich optimal regenerieren kann. Dafür müssen Sie natürlich auch etwas tun. Generell wird das Heilungs-Prinzip der Selbstregulierung gegen viele Krankheiten angewendet. Sogar Krebspatienten verlassen sich auf körpereigene Kräfte, indem Sie z.B. eine Fastentherapie beginnen. Denn Tatsache ist, der Körper hat die Kraft, von allein wieder gesund zu werden. Sie müssen es nur schaffen, die Regeneration eigenständig zu aktivieren.

Eine ganzheitliche Leberreinigung hilft Ihnen bei der Entgiftung Ihres Organismus. Diese empfehlen wir ca. einmal im Jahr, je nachdem, wie schädlich Ihr Lebensstil ist. Wenn Sie sich grundsätzlich sehr gesund ernähren und die Finger von Alkohol und Drogen lassen, ist dies vielleicht nicht jährlich nötig, doch denken Sie daran, dass wir fast immer eine Verbesserung erzielen können. Leider haben die meisten Menschen heutzutage einen Lebensstil, von dem sich die Leber sehr wohl regelmäßig erholen muss. Im folgenden Abschnitt bekommen Sie verschiedene Strategien präsentiert, um die Leber bei der Selbstheilung zu unterstützen.

Die Leber im Alltag entgiften

Wenn Sie keine Lust oder keine Zeit haben, der Entgiftung einen bestimmten Zeitraum zu widmen, können Sie den Prozess ganz einfach in Ihren Alltag integrieren. Dazu gehen Sie einfach jeden Tag kleine Schritte in Richtung Gesundheit. Dabei bedienen wir uns der einfachsten Methoden. Dies bedeutet, dass wir unseren Alltag nicht zu sehr einschränken müssen. Allerdings entfaltet diese Methode erst über einen längeren Zeitraum ihre volle Wirkung.

- Verändern Sie Ihren Speiseplan. Verzichten Sie auf Süßigkeiten und auf Fastfood. Füllen Sie ihre Mahlzeiten mit den weiter vorn genannten Lebensmitteln. Leckere und hilfreiche Rezepte finden Sie im weiteren Verlauf des Buches.

- Verzichten Sie auf Alkohol, Zigaretten und anderen Drogen.

Damit gehen Sie einen großen Schritt und verringern die Belastung auf die Leber enorm.

- Achten Sie darauf genügend zu trinken. Pro Tag sollte jeder Erwachsene mindestens 1,5 Liter Wasser trinken. Dabei können Sie z.B. grünen Tee oder andere Teesorten integrieren, die bei der Entgiftung helfen. Sie können sich am Morgen ein Zitronenwasser machen, zum Mittag einen grünen Tee und nachmittags einen Ingwertee. Damit hätten Sie schon drei Flüssigkeiten in Ihren Alltag integriert, die entgiftend wirken.

- Bewegung. Sie sollten darauf achten, Ihren Körper regelmäßig gesund zu bewegen. Das bedeutet nicht, dass Sie plötzlich anfangen müssen, Leistungssport zu treiben. Stattdessen könnten Sie jeden Tag einen Spaziergang einplanen. Fahren Sie mit dem Fahrrad, statt mit dem Auto. Nehmen Sie die Treppe, statt den Aufzug. Schon kleine Veränderungen können unseren Körper massiv unterstützen.

- Achten Sie auf ausreichend Schlaf. Während wir schlafen regeneriert sich unser Körper. Diese Zeit braucht er auch, um alle seine Optimierungsprozesse abzuschließen. Wenn Sie täglich nur fünf Stunden schlafen, hat dies über längere Zeit hinweg schlechte Folgen auf Ihre Gesundheit. Versuchen Sie mindestens sieben Stunden pro Tag zu schlafen.

- Der Leberwickel. Eine halbe Stunde am Abend bringt bereits viele effektive Veränderungen mit sich. Neben der Entgiftung wird ebenfalls die

Entspannung und die Regeneration gefördert.

Setzen Sie diese Tipps um, ist nicht viel nötig, um die Leber zu reinigen und fortfolgend gesund zu halten. Natürlich müssen Sie sich dabei auch nicht über Jahre hinweg „einschränken“. Wie bereits erwähnt, ist ein Glas Wein am Abend oder eine Woche Wellnessurlaub ohne Bewegung vollkommen in Ordnung. Am Ende ist immer die Dosis entscheidend. Trotzdem sollten Sie versuchen, wenigsten für einen Zeitraum von besagten 1-3 Monaten die Kur vollständig und ohne Einbrüche durchzuziehen.

Die Leber in wenigen Tagen entgiften?

Wer sich eine langfristige Veränderung gar nicht vorstellen kann, darf sich an folgender kurzweiliger Kur bedienen. Hierzu sei jedoch gesagt, dass sie zwar eine Verbesserung, jedoch keine vollständige Heilung gewährleistet. Wer seinen Gesundheitszustand nachhaltig zum Besseren wenden möchte, sollte auf langfristige Strategien setzen. Letztendlich ist es jedoch entscheidend überhaupt etwas zu tun.

Die Apfelsaftkur

Die Apfelsaftkur ist innerhalb einer Woche ausführbar und gibt somit eine Möglichkeit zur schnellen Verbesserung der Leberwerte. Sie teilt sich dabei in die 3 Phasen der Vorbereitung, Entgiftung und Nachbereitung.

Vorbereitung auf die Kur

Die Vorbereitung beginnt schon 5 Tage vor dem eigentlichen Start der Kur. Damit wollen wir sicher gehen, dass die Entgiftung nicht zu plötzlich kommt und unser Körper sich langsam an den veränderten Umstand anpasst. Empfehlenswert ist ein Montag, sodass die eigentliche Entgiftung über das Wochenende stattfindet, denn es ist wichtig in diesem Zeitraum Ruhe zu finden und Stress aus dem Weg zu gehen.

Verzerren Sie in dieser Anfangsphase viel Schonkost und versuchen Sie die Menge der aufgenommenen Nahrung zu reduzieren. Zusätzlich sollten Sie täglich einen Liter Apfelsaft und viel Wasser trinken. Achten Sie auch hier darauf, einen Apfelsaft zu wählen, der keinen künstlichen Zucker enthält. Am besten eignet sich hochqualitativer naturtrüber Apfelsaft. Dieser hilft dabei die Leber zu reinigen und für die folgende Entgiftung vorzubereiten. Wem der pure Apfelsaft unwohl bekommt, kann diesen mit Wasser mischen und verteilt über den Tag trinken. Während dieser ersten 5 Tage ist es ebenfalls empfehlenswert auf kalte Speisen und Getränke zu verzichten, da diese die Leber belasten und damit die Reinigung beeinflussen können.

Die Kur an sich

Am eigentlichen Tag der Entgiftung wird ebenfalls eine kurze Fasten-Periode eingeplant. Ab 14 Uhr sollten Sie nichts mehr essen. Damit wird die Entgiftung eingeleitet. Um 18 Uhr nehmen Sie dann Magnesiumsulfat (Bittersalz) sich, indem Sie einen Esslöffel in lauwarmen Wasser lösen. Sie finden das Mineral in fast jeder Apotheke. Das nächste Glas mit Magnesiumsulfat trinken Sie dann um 20 Uhr. Das Bittersalz unterstützt bei der Entgiftung und bei der Darmreinigung. Zuletzt trinken Sie um 22 Uhr ein Glas Grapefruitsaft. Auch dieser sollte sehr gute Qualität haben. Fügen Sie dem Glas einen achtel Liter (125ml) Olivenöl hinzu. Danach sollten Sie sich sofort ins Bett legen und versuchen zu schlafen.

Nachbereitung

Am darauffolgenden Tag ist es empfehlenswert 6 Uhr aufzustehen und direkt das 3. Glas mit Bittersalz zu sich zu nehmen. Auch hier wieder nur 1 Esslöffel. Anschließend können Sie sich mit einer entspannten Tätigkeit die Zeit vertreiben oder weitere 2 Stunden schlafen. Wichtig ist Entspannung. Um 8 Uhr ist es dann soweit und Sie trinken das letzte Glas Wasser mit einem Esslöffel Bittersalz. Etwa um 10.30 Uhr können Sie dann die erste Mahlzeit in Form von 1-2 Stück Obst zu sich nehmen. Um 12 Uhr steht dann die erste leichte Mahlzeit auf dem Plan. Dafür eignet sich gegartes Gemüse. Danach bist du aus dem Schneider und kannst wieder nach deinem Hunger essen. Achte jedoch wenigstens für die folgenden 3 Tage auf leicht verdauliche Kost, um Leber und Magen langsam an den Normalzustand zurückzuführen.

Insgesamt haben Sie also zwei Intensiv-Tage, an denen Sie sich vielleicht frei nehmen sollten. Die Kur ist relativ kurz, weshalb Sie auch am Wochenende durchgeführt werden könnte. Damit können Sie in kürzester Zeit Ihre Leber von Giften und anderen Belastungen befreien. Wenn Sie nicht viel Zeit in die Reinigung investieren können, ist diese Kur ratsam. Weiterhin wird die Empfehlung gegeben das Verfahren aller 6-12 Monate durchzuführen. Anzumerken ist allerdings, dass es ratsam ist sich vorher von seinem zuständigen Arzt auf Gallensteine untersuchen zu lassen. Falls diese vorhanden sind ist es ratsam nach der Entgiftungskur eine Darmspülung unter einem Experten durchzuführen.

Das Prometheus Programm

Diese Entgiftungskur wurde von den Heilpraktikern Sebastian Vigl und Anne Wanitschek entwickelt. Prometheus ist ein Held der griechischen Sagenwelt, von dem Sie vielleicht schon einmal gehört haben.

In der Saga wird besagter Held nach einem Verbrechen an einen Felsen in luftiger Höhe gefesselt. Jeden Tag kommt ein gewaltiger Adler, um sich von der Leber Prometheus zu ernähren, welche sich anschließend wieder voll und ganz aufbaut. Scheinbar wusste man schon damals über die Heilungskraft der Leber Bescheid.

Prometheus ist praktisch das Sinnbild für die Kräfte der Regeneration. Sein Name steht also für die Kraft unserer Leber, sich selbst zu erneuern. Davon haben sich die Macher dieser Entgiftungs-Kur inspirieren lassen. Das Programm baut sich aus folgenden Aspekten auf.

- Es ist an die griechische Küche angelehnt. Die Ernährungsweise enthält also viele Elemente, die klassisch bei griechischer Kost enthalten sind.

- Die Verwendung von Öl steht im Vordergrund. Hauptsächlich geht es dabei um Olivenöl, eine griechische Spezialität.

- Typische griechische Sitten werden eingehalten. Während dieser Fastenkur halten Sie sich also vor allem an die Mittagsruhe.

- Beim Prometheus Programm werden bestimmte Kräutermischungen angewendet. Dabei kommen vor allem griechische Heilpflanzen zum Einsatz.

Das Prometheus Programm dauert 4 Wochen und bedient sich einiger Regeln der Ernährung. Ebenso werden Schüßler-Salze verwendet, um die Entgiftung zu verstärken. Das Prometheus Programm kombiniert dabei die Heilkraft der Pflanzen mit bestimmten Entspannungstechniken und besteht aus den Phasen der Darmreinigung, der Entgiftung und der anschließenden Schonung und Pflege.

Die Darmreinigung spielt hier eine große Rolle. Über längere Zeit setzen sich kleine Nahrungsreste in unserem Darm ab und bilden somit ein Überbleibsel, welches zu Beschwerden führen kann. Die hilfreiche Darmreinigung geschieht unter dem Einsatz von Abführmitteln. Jedoch sollte deren Einsatz vorher mit einem Arzt abgesprochen werden.

Die essenzielle Grundlage des Programmes bildet eine basische Ernährung, um die gereizten Organe zu schonen. Die eingesetzten Schüßler-Salze helfen beim Aktivieren der Entgiftungsorgane und verstärken somit den Prozess. Hinzu kommen verschiedenste Teemischungen, um die Effektivität weiter zu steigern.

Die einzelnen Schritte können sich in ihrer Gesamtheit als sehr ansprechend auf den Körper auswirken, weshalb das Programm mit einer Schonungs- bzw. Erholungsphase beendet wird. In dieser Zeit darf nur leichte Kost gegessen werden. Hochqualitative und frische Lebensmittel sind an der Tagesordnung. Im Programm werden außerdem bestimmte Pflegemaßnahmen beschrieben, die die Aufrechterhaltung der neuen entgifteten Leber unterstützen.

Danach geht es hauptsächlich darum, den Lebensstil umzustellen. Ein Leben zu führen, welches mit und nicht gegen die Leber arbeitet. Besonders entscheidend ist dabei die Ernährung.

Dieses Programm eignet sich vor allem für Menschen, die eine intensive Entgiftung bevorzugen und sich auch die Zeit dafür nehmen wollen.

Im Folgenden finden sie eine Liste an Lebensmitteln, die sie in den jeweiligen Wochen essen dürfen.

Woche 1

- Saisonales Gemüse
- Zitronen und selbst gepresster Zitronensaft
- Grapefruits und Grapefruitsaft Bio
- Gemüsesaft Bio (Karotte und Rote Bete von Vorteil)
- Haferflocken kernig
- Hochwertige, leicht bittere Oliven (z.B. Kalamata Oliven)
- Leinsamen
- Datteln
- Öle (Leinöl, Sonnenblumenöl, Olivenöl extra nativ)
- Meersalz/Steinsalz
- Obst (zu viel Säure vermeiden)

Woche 2

ALLE ZUTATEN AUS WOCHE 1

- Ziegenkäse
- Ziegen- oder Schafsjogurt
- Dinkelbrot und Dinkelknäckebrot
- Eier
- Hülsenfrüchte (Linsen, Kichererbsen, Bohnen, Erbsen)
- Nüsse oder Samen (Sonnenblumenkerne, Walnüsse, Haselnüsse oder Cashewkerne besonders gut)
- Reis

Woche 3 und 4

ALLES AUS WOCHE 1 UND 2

- Fisch, Tofu, mageres Fleisch (max. 300 Gramm pro Woche)
- Geflügel (ohne Haut), Kalb- oder Kaninchenfleisch
- Sättigungsbeilagen (Nudeln, Kartoffeln oder Getreide (Reis, Dinkel, Buchweizen, Hirse))
- Gehackte Tomaten oder Tomatenmark für Soßen
- Quark

Das volle Programm ist weitaus umfassender und geht vertieft auf die einzelnen Phasen der Entgiftungskur ein. Jedoch darf dieses Werk hier nicht repliziert werden, wodurch bei Interesse ein Kauf von Nöten ist.

Schüßler Detox Kur

Die Schüßler Salze sind Minerale, welche schon seit über 140 Jahren angewendet werden. Dahinter steckt praktisch eine ganze Wissenschaft zur Behandlung verschiedenster Beschwerden. Die Salze wurden von Dr. Schüssler zusammengestellt und basieren dabei auf der Annahme, dass Beschwerden vor allem durch einen gestörten Mineralhaushalt entstehen. Sie sollen beim Wiederaufbau des Haushalts helfen und somit unser Wohlbefinden und unsere Gesundheit unterstützen. Weitergehend werden die Salze auch in verschiedenen Fastenkuren eingesetzt.

Die Schüßler Salze können ebenso einen positiven Effekt auf die Entgiftung haben und erhalten somit einen Platz in diesem Buch. Kaufen können Sie die Salze in Apotheken in verschiedenen Formen. Dabei ist darauf zu achten, dass ein Verzerr immer mit ausreichend Flüssigkeit in Verbindung stehen sollte. Im Folgenden finden Sie eine Zusammenfassung der hilfreichsten Salze und deren Wirkung auf unseren Körper.

Natrium Sulfuricum 10

In Anbetracht einer Leberentgiftung ist dieses Salz vermutlich das effektivste. Es ist Bestandteil aller Ausscheidungsprozesse und gibt somit eine wichtige Hilfestellung bei der Reinigung des Körpers. Der Abbau sowie die Ausscheidung von Schadstoffen, Schlacken aber auch überschüssigem Wasser wird gefördert, was einen positiven Effekt auf das Leber-Galle-System, den Darm und die Nieren hat. Zudem wird die Produktion von Verdauungssäften angeregt.

Kalium Chloratum 4

Dieses Schüßler Salz ist dafür zuständig, unsere Drüsen zu regulieren. Die Tätigkeit wird angeregt und die Leber somit entlastet.

Kalium Sulfuricum 6

Auch dieses Schüßler Salz hilft der Leber auf direkte Art und Weise. Der Stoffwechsel des Organs wird angekurbelt und somit auch die Ausscheidung der Gifte.

Natrium Bicarbonicum 23

Dieses Salz ist ein allgemeiner Helfer. Es kurbelt unseren Stoffwechsel an und hilft somit simultan allen Organen.

Eine konkrete Salzkur sollte vorher mit einem Arzt besprochen werden, um mögliche Risiken einzuschränken.

4 Wochen Entgiftungskur für Ihre Leber

Mit dieser 4-wöchigen Entgiftungskur bietet sich ein eleganter Mittelweg um eine Reinigung des Körpers zu vollziehen. Jedoch wiederhole ich auch an dieser Stelle, dass es ratsam ist die Ernährungsumstellung für bis zu 3 Monate durchzuführen, um ein optimales Ergebnis zu erzielen.

Den Start dieser 4-Wochen-Kur bildet eine Darmreinigung, die es uns ermöglicht, unnötige Reste aus dem Körper zu entfernen. Dieser Schritt ist unter Aufsicht eines Experten zu empfehlen, kann jedoch auch mit Hilfe bestimmter Abführmittel Zuhause durchgeführt werden. Wer ungern auf diese Varianten zurückgreifen möchte, kann den Darm ebenfalls auf natürlichem Wege entleeren. Dazu mehr auf der folgenden Seite.

Woche 1

Sie benötigen folgende Zutaten für die Darmreinigung:

- Zitrone und Sellerie
- Flohsamenschalen
- Spirulina Pulver
- Sauerkraut oder probiotische Nahrungsergänzungsmittel

Die Tage der ersten Woche beginnen mit der Zitrone. Diese wird ausgepresst und mit einem großen Glas warmen Wassers verzerrt. Dadurch werden die Verdauungs- und Entgiftungsfunktion angeregt. Optional empfiehlt sich auch ein Glas Staudenselleriesaft, welches ebenfalls fördernd auf Magen, Darm und Leber wirkt. Sellerie ist dabei nicht nur gut, weil er bei der Entgiftung hilft, sondern weil er ebenfalls entzündungshemmende Qualitäten hat. Er kann Viren, Pilzen und Bakterien den Garaus machen und unser Immunsystem unterstützen. Um den Saft herzustellen, brauchen Sie einen Mixer oder einen Entsafter und natürlich frischen Bio Sellerie. Falls Sie keinen Entsafter haben, können

Sie den Sellerie einfach im Mixer zerkleinern und den Saft mit einem Sieb abgießen.

Flohsamenschalen und Spirulina sind eine perfekte Ergänzung für die Darmreinigung. Für diesen zweiten Schritt sollten Sie einen Teelöffel Flohsamenschalen mit einem Teelöffel Spirulina Pulver in einem Glas Wasser vermischen. Die Flohsamenschalen sollten geschrotet sein, damit Sie auch wirklich Ihre volle Wirkung entfalten können. Alternativ können Sie auch Flohsamenschalenpulver verwenden. Dieses grüne Gemisch trinken Sie etwa 10 Minuten nach dem Selleriesaft. Die Flohsamenschalen breiten sich in unserem Darm aus und schaffen es so, auch überflüssige Reste mitzunehmen. Sie quellen allerdings ziemlich schnell auf, deswegen sollten Sie die Flüssigkeit auf jeden Fall trinken, bevor diese zu einem Gelee wird. Sie werden außerdem merken, dass Flohsamenschalen eine eher schleimige Konsistenz haben. Auch diese hilft unserem Darm, indem sie sich über die Darmschleimhaut legt und diese schützt. Flohsamenschalen wirken ebenfalls entzündungshemmend, wenn es um unsere Verdauung geht. Sie helfen bei so ziemlich jeder Darmerkrankung, inklusive dem Reizdarmsyndrom. Daher sind sie ein einwandfreier Begleiter bei unserer Entgiftungskur, da sie Gifte zuverlässig abtransportieren. Das Spirulina versorgt unseren Körper nebenbei nicht nur mit wertvollen Nährstoffen, sondern hat ebenfalls eine entgiftende Wirkung. Zusammen wirken die beiden Bestandteile wie ein Besen, der unseren Körper von Giften befreit.

Im Folgenden ist es dann wichtig die häufig geschädigte Darmflora wiederaufzubauen. Besonders fermentierte Lebensmittel wirken auf unsere Darmbakterien unterstützen und können somit ein wichtiger Helfer sein. Vor nicht allzu langer Zeit war es noch Gang und Gäbe, unser Essen durch Fermentierung länger haltbar zu machen. Heutzutage haben wir nahezu unendlichen Zugang zu Lebensmitteln. Die wenigsten Menschen konsumieren noch regelmäßig fermentierte Lebensmittel wie z.B. Sauerkraut. Aus diesem Grund ist unsere Darmflora nicht so fit, wie sie es sein könnte. Sauerkraut entsteht durch Milchsäurebakterien, die die Gärung in die Wege leiten. So wird der Kohl entsprechend verarbeitet, damit wir ihn besser verdauen können. In dieser Darmreinigungs- und Entgiftungswoche sollten Sie mindestens einmal am Tag Sauerkraut essen. Achten Sie darauf, dass Sie hochqualitatives Kraut kaufen, oder Ihr Sauerkraut vielleicht sogar selbst machen. Das Supermarkt- Sauerkraut ist meist mit zusätzlichem Zucker versetzt und eignet sich deshalb nicht.

Die restlichen drei Wochen

Nach der ersten Woche der Darmreinigung geht es dann in den folgenden drei Wochen vor allem um den Wiederaufbau der Darmflora und die Unterstützung der Entgiftung. Hierbei spielt wieder die Ernährung die wichtigste Rolle. Im Folgenden finden Sie viele Nahrungsmittel, die Sie während dieser 4 Wochen zu sich nehmen dürfen.

Greifen Sie ebenfalls auf die anfangs genannten Lebensmittel zurück und verwenden Sie diese so oft wie möglich. Kochen Sie selbst und kaufen Sie nach Möglichkeit Bio. Außerdem sollten Sie täglich ausreichend Flüssigkeit in Form von Wasser oder Tee zu sich nehmen. Nebenbei empfiehlt sich ein ausgeglichener Lebensstil mit viel Bewegung. Eine angemessene Portion Sonne am Tag wirkt nicht nur als Unterstützer für den Körper, sondern erheitert ebenso unseren Gefühlszustand.

Hier nun die erlaubten Lebensmittel während der 4-Wochen-Kur:

- Saisonales Gemüse
- Zitronen und selbst gepresster Zitronensaft
- Grapefruits und Grapefruitsaft Bio
- Gemüsesaft Bio (Karotte und Rote Bete von Vorteil)
- Haferflocken kernig
- Hochwertige, leicht bittere Oliven (z.B. Kalamata Oliven)
- Leinsamen
- Datteln
- Öle (Leinöl, Sonnenblumenöl, Olivenöl extra nativ)
- Meersalz/Steinsalz
- Obst
- Ziegenkäse
- Ziegen- oder Schafsjogurt
- Dinkelbrot und Dinkelknäckebrot
- Eier

- Hülsenfrüchte (Linsen, Kichererbsen, Bohnen, Erbsen)
- Nüsse oder Samen (Sonnenblumenkerne, Walnüsse, Haselnüsse oder Cashewkerne besonders gut)
- Reis
- Fisch, Tofu, mageres Fleisch (max. 300 Gramm pro Woche)
- Geflügel (ohne Haut), Kalb- oder Kaninchenfleisch
- Sättigungsbeilagen (Nudeln, Kartoffeln oder Getreide (Reis, Dinkel, Hirse))
- Gehackte Tomaten oder Tomatenmark für Soßen
- Quark

Welche Lebensmittel Sie vermeiden sollten

Während unserer vierwöchigen Kur gibt es bestimmte Nahrungsmittel, die nicht auf Ihrem Teller landen sollten. Während der Entgiftungskur ist es ratsam säurebildende Lebensmittel zu vermeiden. Versuchen Sie dahingehend auf folgende Nahrungsmittelgruppen zu verzichten.

Fleisch sollten Sie reduzieren. Solange Sie auf gute und biologische Quellen achten, ist Fleisch ebenfalls in Maßen erlaubt. Normales Supermarktfleisch sollten Sie aber vermeiden. Dieses ist oftmals mit billigen Futtermitteln gezüchtet und enthält Hormone, sowie Antibiotika. Auch verarbeitete Wurstprodukte sollten Sie aus Ihrer Ernährung verbannen.

Meeresfrüchte gehören in diesen vier Wochen nicht zu Ihrer Ernährung. Diese haben einen säurebildenden Effekt auf unseren Körper. Außerdem werden sie oftmals unter zweifelhaften Umständen gezüchtet, wenn sie billig angeboten werden.

Das gleiche gilt für **Fisch**. In geringem Maße und bei guter Qualität grundsätzlich in Ordnung, doch während dieser 4 Wochen nach Möglichkeit darauf verzichten.

Milch und Milchprodukte sollten Sie ebenfalls vermeiden. Diese können Sie z.b. durch vegane Alternativen ersetzen. Nutzen sie für ihr morgendliches Müsli z.B. Hafer oder Sojamilch statt normaler Milch. Auch Sojajoghurt und Sojakäse gibt es mittlerweile in fast jedem Supermarkt.

Auch **Weizenmehlprodukte** sollten in dem Zeitraum vermieden werden. Diese haben meist fast keinen Nährwert, und nur Kohlenhydrate. Bei einer basischen Ernährung gehört Weizenmehl nicht dazu.

Fertiggerichte, Fertigsaucen und **Fastfood** sind für diesen Zeitraum ebenfalls verboten. Die Gründe können sie sich ja sicher vorstellen. Versuchen Sie, alles selbst zuzubereiten.

Versuchen Sie, die Finger von **gehärteten Fetten** zu lassen. Greifen Sie stattdessen auf natürliche Öle zurück. Olivenöl oder Walnussöl sind besonders empfehlenswert.

Softdrinks sind ebenfalls verboten. Die zuckerhaltigen Getränke haben in diesen vier Wochen nichts in ihrer Ernährung zu suchen. Wenn Sie Lust auf ein süßes Getränk haben, entscheiden Sie sich am besten für einen Saft gemischt mit Wasser. Auch hier sollte natürlich eine biologische Alternative die Wahl sein.

Alkohol dürfen sie in diesen vier Wochen nicht trinken. Die Gründe hierfür sind natürlich offensichtlich. Wenn sie ihre Leber Entgiften wollen, dürfen Sie diese währenddessen nicht überlasten. Das Gleiche gilt für jegliche andere Drogen, Zigaretten und sonstige Schadstoffe.

Wir haben nun viele verschiedene Methoden kennengelernt, um unserer Leber zu optimaler Vitalität zu verhelfen. Unter konsequentem Einsatz der erwähnten Techniken werden wir in Kombination mit eincr gesunden Ernährungsweise viele Vorteile erlangen und erleichtert durchs Leben gehen. Doch was genau können wir im Nachhinein erwarten?

Das erwartet Sie nach der Entgiftung Ihrer Leber

Eine gereinigte Leber bringt in erster Linie einen tieferen und erholsameren Schlaf mit sich, der es Ihnen erlaubt, die Nacht auch wirklich zur Erholung und Regeneration zu nutzen. Nach einer erfolgreichen Entgiftung werden also die ersten Symptome weichen, wodurch vor allem Müdigkeit und ständige Lethargie ein Teil der Vergangenheit werden. Infolgedessen kann mit einem Anstieg an Energie, Kraft, Motivation und Lebensfreude gerechnet werden. Dies kann natürlich nur der Fall sein, wenn die allgemeine Lebensweise stimmt. Wer pro Nacht nur 4 Stunden die Augen schließt wird natürlich auch nach einer Leberreinigung mit Müdigkeit zu kämpfen haben.

Weiterhin wird der allgemeine Zustand des Körpers verbessert, wodurch häufig auftretende Probleme wie Kopf-, Nacken- und Rückenschmerzen gelöst werden können. Auch Gewichts- und Hautprobleme können gelindert oder teils ganz beseitigt werden. Grund dafür ist die Wirkung einer gesunden Leber, die nicht nur die eigene Funktion gewährleistet, sondern weitergehend auch die Wirkung der anderen Organe unterstützt.

Die Leber ist praktisch der Umschlagpunkt für unsere Gesundheit, weshalb sich eine Reinigung positiv auf unseren gesamten Körper auswirken wird. Wenn Sie es sich also zur Aufgabe machen, den Zustand Ihrer Leber zu verbessern, sollte dies Ihr komplettes Leben zum Positiven verändern.

Der Theorieteil dieses Buches findet somit sein Ende. Nun liegt es an Ihnen die genannten Tipps und Techniken umzusetzen und in ihren Alltag zu integrieren. Trotz der hier überwiegend schonend und natürlich dargestellten Entgiftungsmethoden ist es ratsam, das gesamte Projekt im Vornherein mit einem Arzt abzusprechen, um mögliche Risiken zu vermeiden. Dies gilt insbesondere für die weiter vorn erwähnten Personengruppen.

Im anschließenden Teil des Buches finden Sie nun noch eine Vielzahl an Rezepten, um ihrer Leber entgegenzukommen. An dieser Stelle wünsche ich Ihnen viel Erfolg, viel Spaß bei der Entgiftung und einen gesunden Appetit!

Vorspeisen

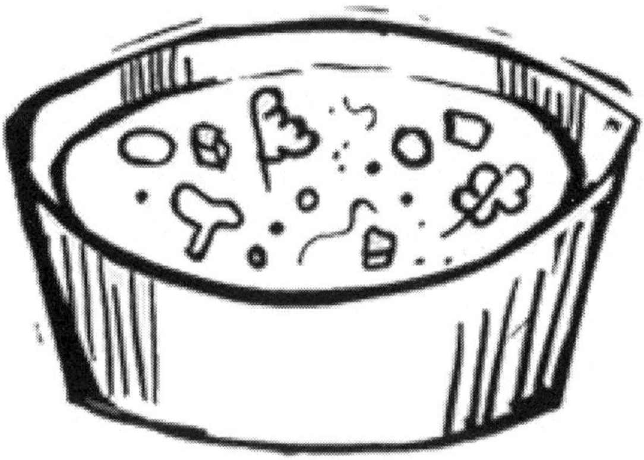

Tomatensuppe

Zutaten für 1 Person

- 1 Zwiebel
- 1 Knoblauchzehe
- 1 TL Olivenöl
- 1 Dose passierte Tomaten (in etwa 400g)
- 100ml Wasser
- 1 TL Gemüsebrühe
- Kräuter nach Wahl (gut machen sich Oregano, Rosmarin und Kräuter der Provence)
- 2 gehackte TL Frischkäse oder Schafskäse
- Salz und Pfeffer

Zubereitung

Zwiebel und Knoblauchzehe schälen, anschließend fein hacken. Das Öl in einem Topf erwärmen und die Zwiebel, so wie den Knoblauch darin andünsten.

Tomaten, Wasser, Gemüsebrühe und Kräuter hinzugeben und bei niedriger Hitze für 5 Minuten köcheln lassen. Frischkäse hinzugeben und mit den Gewürzen abschmecken.

Feinschmecker können geschnittene Basilikumblätter hinzufügen.

Gefüllte Grilltomaten

Zutaten für 2 Personen

- 4 große Fleischtomaten
- 1 Zweig Rosmarin
- 1 Zweig Thymian
- 200g Feta
- 2 EL Olivenöl
- Grobes Meersalz
- Pfeffer

Zubereitung

Ofen vorheizen. Tomaten waschen und den oberen Deckel abschneiden. Anschließend mit einem Löffel ausnehmen und umgedreht aufstellen zum Abtropfen.

Kräuter und Schafskäse zerkleinern und zusammen mit dem Feta und dem Öl in eine Schüssel geben. Mit Salz und Pfeffer würzen und anschließend vermischen.

Die Mischung in die Tomaten füllen und den Deckel wieder aufsetzen.

Die Tomaten dann in mit Öl bestrichener Alufolie einwickeln und in den stark erhitzten Ofen legen. Etwa 10 Minuten grillen lassen, die Alufolie entfernen und die Tomaten abkühlen lassen.

Champignon- Creme-Suppe

Zutaten für 2 Personen

- 2 EL Haferkleie
- 100ml Sahne
- 150ml Milch
- Mehl
- 1 Zwiebel
- 500g Champignons
- Ca 300ml Wasser
- 2 TL Rapsöl
- 1 TL Gemüsebrühe
- 100g Lachsschinken
- Petersilie
- Salz und Pfeffer

Zubereitung

Milch mit Sahne, Haferkleie und Mehl in einem Becher gut vermischen und quellen lassen.

Zwiebel schälen und fein würfeln. Champignons abwaschen und dann in feine Scheiben schneiden. Öl in einem Topf erhitzen und die Zwiebeln andünsten. Anschließend die Champignons hinzufügen und unter Wenden anbraten.

Hitze verringern und 100ml Wasser hinzugeben. Das Ganze abgedeckt für 10 Minuten köcheln lassen. Anschließend die Milch- Mischung hinzugeben und aufkochen lassen.

Je nach gewünschter Konsistenz weiteres Wasser hinzugeben.

Anschließend 4-6 EL Champignons entnehmen und den Rest im Topf pürieren. Den Schinken klein schneiden und hinzugeben. Mit Gemüsebrühe, Salz und Pfeffer würzen. Petersilie schneiden und mit den zur Seite gelegten Champignons wieder unterrühren.

Zucchini- Karotten- Roh-kost

Zutaten für 2 Personen

- 1 Zucchini (ca 250g)
- 1 Karotte (ca 150g)
- 8 Walnusshälften
- 150g Schafskäse
- 1 TL Honig
- 2 TL Olivenöl
- 2 EL Zitronensaft
- 1 Messerspitze Senf
- Salz und Pfeffer
- 1 EL Petersilie

Zubereitung

Zucchini waschen und Karotte schälen. In große Stücke raspeln und in eine Schüssel geben.

Honig, Öl, Zitronensaft, Senf und Petersilie in ein Mischgefäß geben, verschließen und kräftig schütteln. Mit Salz und Pfeffer abschmecken. Das entstandene Dressing über den Salat geben.

Schafskäse und Walnüsse klein hacken und hinzugeben. Anschließend 1 Stunde im Kühlschrank ziehen lassen und anschließend nochmals mit Pfeffer und Salz abschmecken.

Gemüsesuppe

Zutaten für 4 Personen

- 1 Möhre
- 1 Stange Lauch
- 1 kleiner Kohlrabi
- 50g Knollensellerie
- Ein halber kleiner Weißkohl
- 2 Zehen Knoblauch
- 1 Zwiebel
- 500ml Gemüsebrühe
- 5 Wacholderbeeren
- 1 Lorbeerblatt
- 2 EL Rapsöl
- Pfeffer
- Muskat
- 2 EL Erbsen

Zubereitung

Gemüse waschen und klein schneiden.

In einem Topf Öl erhitzen und Zwiebel, sowie Knoblauch anschwitzen lassen. Anschließend das Gemüse, außer die Erbsen, hinzugeben und für 3 Minuten dünsten.

Die Brühe angießen und Wacholderbeeren und Lorbeerblatt in einem Leinensäckchen oder Tee-Ei mit in den Topf geben. Das Ganze zum Kochen bringen und bei geringer Hitze in etwa 5 Minuten ziehen lassen.

Anschließend den Herd ausstellen und die Erbsen hinzugeben. Noch 2 Minuten ziehen lassen und mit Salz, Pfeffer und Muskat abschmecken.

Frühstück

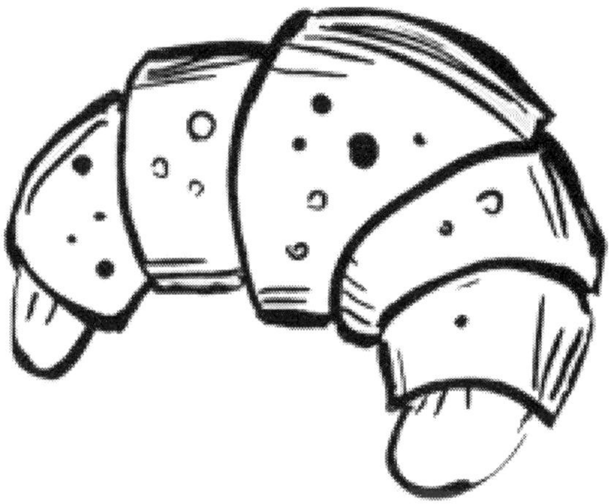

Frühstücksquark

Zutaten für 1 Person

- 3 EL Frischmilch
- 3 EL Magerquark
- 1 EL Leinöl
- 1 EL Weizenkeimöl
- 1 Spritzer Zitronensaft
- 1 Handvoll frisches Obst
- Nach Belieben: 1 TL Honig und Mandelsplitter oder Nüsse

Zubereitung

Alle Zutaten in einem Mixer oder mit einem Pürierstab mixen und in eine Schüssel füllen. Nach Belieben mit Mandelsplittern und Nüssen bestreuen.

Beerenmüsli

Zutaten für 1 Person

- 100g Beerenobst
- 3 EL Haferflocken
- 150ml Mandel- oder Haferdrink
- 1 EL Nüsse, Leinsamen oder Kokosflocken

Zubereitung

Haferflocken und Beeren in eine Schüssel geben. Mit Mandel- oder Hafermilch übergießen. Mit Hilfe von Nüssen, Samen oder Kokosflocken verfeinern.

Frühstück Hüttenzauber

Zutaten für 1 oder 4 Personen je nach Verwendung

- 50g Cocktailtomaten
- 1 Gurke
- Eine halbe Avocado
- 200g Hüttenkäse
- 1 Prise Kräutersalz
- Kräuter, Salz und Pfeffer zum Würzen

Zubereitung

Tomaten und Gurke waschen und in kleine Stücke schneiden. Die halbe Avocado ausnehmen und ebenfalls in kleine Stücke schneiden. Alles mit dem Hüttenkäse vermengen und würzen. Anschließend eine halbe Stunde ziehen lassen.

Man kann die fertige Mischung allein als Mahlzeit genießen oder als Aufstrich auf Brot für etwa vier Portionen nutzen.

Omelett

Zutaten für 2 Personen

- 5 Brokkoliröschen
- 1 Schalotte
- 5 Eier
- 1 EL Kräuterfrischkäse
- 25g Käse
- Salz, Pfeffer
- 2 TL Butter
- 100g Erbsen

Zubereitung

Brokkoli kurz in Salzwasser bissfest garen.

Schalotte schälen und fein würfeln. Eier in eine Schüssel aufschlagen und mit Frischkäse und geriebenem Käse gut verrühren.

Butter in einer Pfanne erhitzen und Schalotte darin bei mittlerer Hitze glasig dünsten. Erbsen und Brokkoli dazugeben und kurz mitdünsten. Die Eiermischung darüber gießen und bei schwacher Hitze fertig braten.

Mediterranes Rührei

Zutaten für 2 Personen

- 5 Cocktailtomaten
- 125g Mozzarella
- 2 TL Butter
- 4 Eier
- 25ml Milch
- Salz, Pfeffer und Paprikapulver
- 6 Basilikumblätter

Zubereitung

Tomaten waschen und klein schneiden. Mozzarella ebenfalls in kleine Stücke schneiden.

Eier und Milch zusammengeben, würzen und verrühren. Anschließend in eine mit Butter bestrichene Pfanne geben und unter Wenden anbraten.

Hitze verringern und Mozzarella und Tomaten hinzugeben. Für 3 Minuten ziehen lassen und in dieser Zeit die Basilikumblätter zerhacken und ebenfalls hinzugeben.

Hauptspeisen

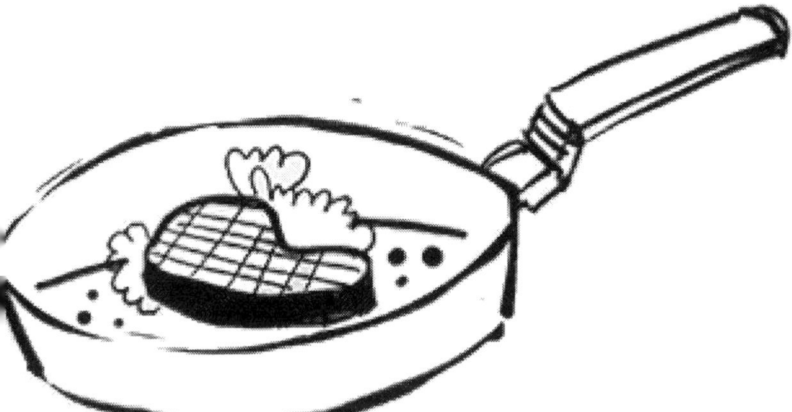

Spinat-Ricotta-Wölkchen mit Tomatensoße

Zutaten für 2 Personen

- 200g Blattspinat
- 1 Knoblauchzehe
- 125g Ricotta
- 1 Ei
- 1 Eigelb
- 1 gehäufter EL Mehl
- 50g geriebener Parmesan
- 1 Prise Muskatnuss
- Salz und Pfeffer
- Eine Brise Cayennepfeffer
- 300ml passierte Tomaten
- 1 gehäufter EL Frischkäse
- 4 Basilikumblätter
- 1 TL getrockneter Rosmarin
- 1 TL getrockneter Oregano
- Salz und Pfeffer
- 2 EL geriebener Parmesan

Zubereitung

Spinat erwärmen und in einem Sieb anschließend abtropfen lassen. Mit den Händen ordentlich ausdrücken, damit kaum noch Flüssigkeit vorhanden ist. Dann fein zerhacken.

Knoblauch klein machen und zusammen mit Spinat, Ei, Eigelb, Ricotta, Mehl und Parmesan in eine Schüssel geben und gut vermengen. Mit Salz, Pfeffer, Muskat und Cayennepfeffer gut würzen. Aus der Masse dann etwa 4cm große Wölkchen/ Klößchen formen und für 15min kaltstellen.

Passierte Tomaten in einen Topf geben und zum Kochen bringen. Basilikum fein hacken und mit dem Frischkäse dazugeben. Mit Salz und Pfeffer würzen und abschmecken.

Salzwasser in einen Topf geben und zum Kochen bringen. Hitze dann reduzieren, sodass das Wasser nicht mehr kocht/sprudelt und die Wölkchen vorsichtig hineinlassen. Wenn sie von selbst an die Oberfläche kommen sind sie servierbereit. Mit Tomatensoße anrichten und Parmesan darüber streuen.

Lachs- Spinat- Rolle

Zutaten für 4 Personen

- 4 Eier
- 50g geriebener Käse
- 200g Spinat
- Salz und Pfeffer
- Paprikaedelsüß
- Chili
- 30g geriebener Parmesan
- 200g Frischkäse
- 150g geräucherter Lachs

Zubereitung

Backofen auf 200° vorheizen.

Spinat erwärmen und Ei schaumig schlagen. Anschließend beide Zutaten mit Käse vermengen und würzen.

Backblech mit Backpapier auslegen und dieses mit Parmesan bestreuen. Die Masse gleichmäßig darauf verteilen und für 10min goldbraun backen. Anschließend auskühlen lassen.

Die Platte dann umdrehen und mit Frischkäse bestreichen, sowie den Lachs darauf verteilen. Vorsichtig von der Längsseite her aufrollcn und in Frischhaltefolie einwickeln. Für mindestens 6 Stunden kaltstellen und anschließend in Scheiben schneiden.

Eventuell benötigen Sie Zahnstocher um die Rollen zu fixieren.

Pizzarolle

Zutaten für 2 Personen

- 120g geriebener Käse
- 3 gehäufte EL Quark
- 2 Eier
- Salz und Pfeffer
- 80g Kochschinken
- 4 Champignons (80-100g)
- 1 Handvoll Rucola
- 5 EL passierte Tomaten
- Italienische Kräuter
- Salz und Pfeffer
- 3 Basilikumblätter
- 40g geriebener Käse

Zubereitung

Backofen auf 175° vorheizen. 120g Käse mit Eiern und Quark verrühren, würzen und auf einem mit Backpapier ausgelegtem Backblech gut verteilen. Für etwa 15min backen.

Schinken klein würfeln und Champignons waschen und in Scheiben schneiden. Tomaten mit Kräutern und Gewürzen mischen und Basilikumblätter klein schneiden und hinzugeben.

Den fertig gebackenen Boden mit der Soße bestreichen und mit Schinken und Champignons belegen. Restliche 40g Käse darüber streuen. Weitere 8min backen.

Abkühlen lassen, Rucola darauf verteilen und dann eng aufrollen. Die Rolle in Scheiben schneiden und eventuell fixieren.

Zucchininudeln mit Tomatensoße

Zutaten für 1 Person

- 1 Zucchini
- 1 kleine Zwiebel
- 1 Knoblauchzehe
- 4-5 Champignons
- 1 TL Olivenöl
- 1 halbe Dose passierte Tomaten
- Ca 50ml Wasser
- Italienische Kräuter
- Chili, Salz und Pfeffer

Zubereitung

Zucchini mit einem Spiralschneider oder Schäler in Streifen schneiden. Zwiebel und Knoblauch schälen und fein hacken. Champignons putzen und in Scheiben schneiden.

Öl in einer Pfanne erhitzen und die Zwiebeln und Champignons mit dem Knoblauch unter Wenden andünsten. Tomaten und Wasser hinzugeben, aufkochen lassen und mit Kräutern und Gewürzen abschmecken.

Die Nudeln anschließend dazugeben und alles gut vermengen.

Ratatouille- Hackfleisch-Pfanne

Zutaten für 2 Personen

- 1 Zwiebel
- 1 Knoblauchzehe
- 1 Karotte
- 1 Paprika
- 4-5 Champignons
- 1 kleine Zucchini
- 2 TL Kokosfett
- 250g Rinderhack
- 1 TL Tomatenmark
- Kreuzkümmel
- Oregano
- Paprikapulver
- Chili, Pfeffer und Salz
- 1 halbe Dose passierte Tomaten

Zubereitung

Zwiebel und Knoblauch schälen und fein hacken, das restliche Gemüse waschen und ebenfalls in kleine Stücke zerschneiden.

Fett in einer Pfanne erhitzen und das Rinderhack darin anbraten. Sobald dieses braun/grau wird das Tomatenmark, die Zwiebeln und den Knoblauch hinzugeben, unter Wenden anbraten und anschließend gut würzen.

Gemüse hinzufügen und durchgaren lassen. Dann die passierten Tomaten hinzugeben, eventuell mit ein wenig Wasser verdünnen, je nach Wunsch. Die Pfanne nachwürzen und für etwa 5 Minuten leicht köcheln lassen.

Schlemmerfilet mit Paprikagemüse

Zutaten für 2 Personen

- 2 Kabeljau Filets
- 1 EL Senf
- 2 EL Olivenöl
- Saft einer halben Zitrone
- 50g fein geriebener Parmesan
- 50g gemahlene Mandeln
- 2 Zweige Estragon, fein gehackt (oder 1TL getrockneter Estragon)
- Salz und Pfeffer
- 1 rote und 1 gelbe Paprika

Zubereitung

Backofen vorheizen auf 200°.

Kabeljau säubern und mit Küchenpapier trocken tupfen. Eine passende Auflaufform mit Öl bepinseln und den Kabeljau auslegen.

In einem Mischgefäß Parmesan, Mandeln, 1 EL Olivenöl, Zitronensaft, Estragon und Senf mit etwas Salz und Pfeffer gut vermengen und schließlich auf dem Kabeljau verteilen. Die Masse mit der Hand ein wenig andrücken.

Die Paprika waschen und in Streifen schneiden. Anschließend mit in die Auflaufform neben die Filets legen und mit dem verbleibendem EL Öl beträufeln.

Die Form anschließend für circa 20 Minuten in den Ofen stellen. Die Filets sollten knusprig gebräunt sein

Salate

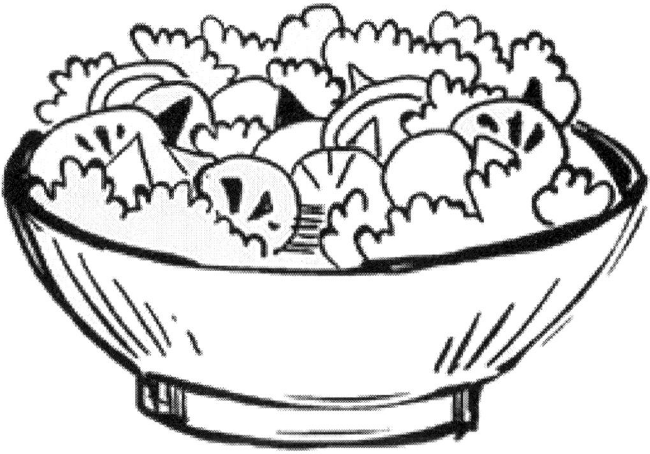

Nussiger Feldsalat mit Spargel

Zutaten für 2 Personen

- 500g weißer Spargel
- 2 TL Butter
- Salz und Pfeffer
- 125g Feldsalat
- 30g Walnüsse
- Ein halber Granatapfel
- 3 EL Olivenöl
- 2 EL Balsamico
- 2 EL Milch
- 1 Schuss Wasser
- 1 gehäufter TL Senf
- 1 TL Tomatenmark
- Salatkräuter

Zubereitung

Backofen auf 180° vorheizen. Spargel schälen, waschen, holzige Enden abschneiden und die Stangen halbieren. Zwei ausreichend große Stück Backpapier zurechtschneiden und die Spargelstangen jeweils in die Mitte legen. Dann mit Butterflöckchen, Salz und Pfeffer bestreuen und zu einem Päckchen zusammenrollen. Je nach Dicke des Spargels für 20-40 Minuten garen lassen, sodass der Spargel schön weich wird.

Feldsalat waschen und die Kerne aus dem Granatapfel lösen. Den Salat in eine Schüssel oder auf einen Teller geben und mit Granatapfel und Walnüssen bestreuen.

Für das Dressing Olivenöl, Balsamico, Milch, Wasser, Senf, Tomatenmark und Salatkräuter in eine Mischform geben und gut verrühren.

Den fertigen Spargel auf den Salat geben und mit dem Dressing übergießen.

Rucola- Tomaten- Feta- Salat

Zutaten für 2 Personen

- 100g Rucola
- 1 Halbe rote Paprika
- 200g Cocktailtomaten
- 150g Fetakäse
- 2 EL Mandelblättchen
- 3 EL heller Balsamico- Essig
- 2 EL Olivenöl
- 2 EL Milch
- 1 TL Senf
- 1 TL Tomatenmark
- Salatkräuter
- Salz und Pfeffer

Zubereitung

Rucola waschen. Paprika waschen und in kleine Stücke schneiden. Tomaten waschen und halbieren. Schafskäse in kleine Würfel schneiden. Alles in eine Schüssel geben.

Mandelblättchen in einer Pfanne ohne Fett anrösten und ebenfalls in die Schüssel geben.

Essig, Öl, Milch, Senf, Tomatenmark, Kräuter, Salz und Pfeffer in einem Mischgefäß gut miteinander vermengen, in den Salat geben und alles gut vermischen.

Brokkoli- Eier- Salat

Zutaten

- 500g Brokkoli
- 1 halbe rote Paprika
- 150g Jogurt
- Salz und Pfeffer
- 1 TL Senf
- 1 TL Olivenöl
- 1 Knoblauchzehe
- 3 hart gekochte Eier
- Schnittlauch

Zubereitung

Eier in einem Topf mit Wasser für etwa 7 Minuten kochen lassen.

Brokkoli waschen und in Röschen teilen. Die verbleibenden Stile schälen und in kleine Stücke schneiden. Paprika waschen und ebenfalls klein schneiden.

Brokkoli zugedeckt in einem Topf für etwa 5-7 Minuten bei leicht kochendem Salzwasser dünsten. Paprika hinzufügen und für weitere 3 Minuten dünsten. Anschließend das Wasser abgießen.

Jogurt, Salz, Pfeffer, Öl und Senf verrühren. Knoblauch schälen und pressen und anschließend dem Dressing hinzufügen.

Das fertige Dressing mit Brokkoli und der Paprika vermengen und alles miteinander mischen.

Die Eier schälen und in gewünschte Stücke schneiden. Anschließend dem Salat hinzufügen und das Ganze für etwa 10 Minuten ziehen und auskühlen lassen.

Thunfisch- Feta- Salat

Zutaten für 2 Personen

- 150g gemischter Salat
- 100g Fetakäse
- 10 Oliven
- 125g Cocktailtomaten
- 150g Thunfisch
- 2 EL Olivenöl
- 3 EL Kräuteressig
- 1 TL Senf
- 2 EL Milch
- 3 EL Wasser
- Salatkräuter
- Salz und Pfeffer

Zubereitung

Salat waschen. Tomaten waschen und halbieren. Fetakäse in kleine Würfel schneiden. Oliven und Thunfisch abgießen und anschließend alle Zutaten in einer Schüssel vermengen.

Öl, Essig, Senf, Wasser, Milch, Kräuter, Salz und Pfeffer in einem Mischgefäß miteinander vermengen und anschließend in den Salat geben. Alles noch einmal gut durchmischen und für 5-10 Minuten ziehen lassen.

Bunter Salat mit Feta und Hähnchenstreifen

Zutaten für 2 Personen

- 200g gemischter Salat
- 1 Schalotte
- 2 kleine Tomaten
- 80g Feta
- 1,5 EL Kürbiskernöl
- 2 EL Kräuteressig
- 1 TL Senf
- 2 EL Milch
- 3 EL Wasser
- Salatkräuter
- Salz und Pfeffer
- 250g Hähnchengeschnetzeltes
- 2 TL Rapsöl
- Salz und Pfeffer
- Paprikapulver süß und/oder scharf

Zubereitung

Salat waschen und klein scheiden. Schalotte schälen und fein hacken. Tomaten putzen und in kleine Stücke schneiden, sowie den Fetakäse in Würfel schneiden.

Kürbiskernöl, Essig, Senf, Milch, Wasser, Kräuter, Pfeffer und Salz miteinander vermischen.

Rapsöl in einer Pfanne erhitzen und das Geschnetzelte leicht bräunlich anbraten und mit Salz, Pfeffer und Paprikapulver würzen.

Salat, Schalotte, Tomaten und Feta in eine Schüssel oder auf einen Teller geben und miteinander vermischen. Das Dressing darüber verteilen und die Hähnchenstücken darüber verteilen.

Desserts

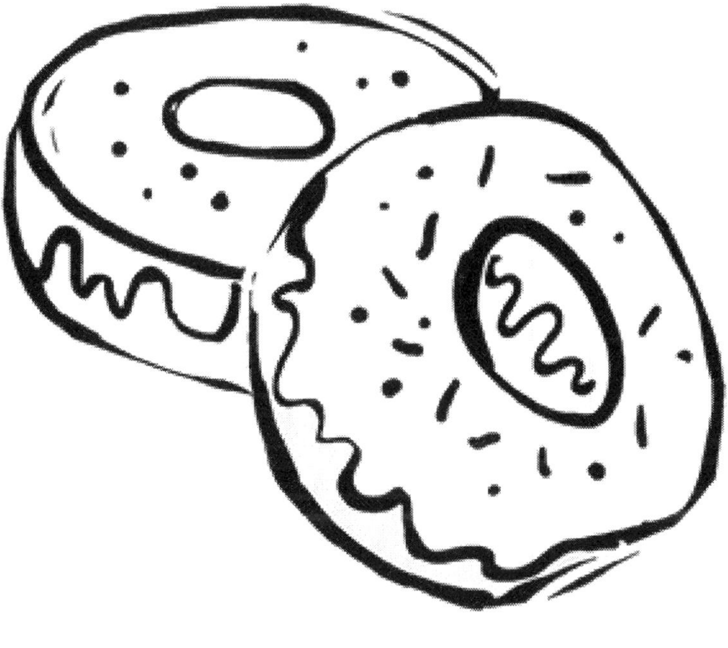

Quarkcreme mit Beeren

Zutaten für 1 Person

- 2 EL Haferflocken
- 3 EL Milch
- 2 EL Jogurt
- 125g Quark
- Ein halber TL Honig
- Ein halber TL Zimt
- Gemahlene Vanille
- 1-2 EL Wasser mit Kohlensäure

150g Beeren

Zubereitung

Haferflocken in einer Schüssel in der Milch aufquellen lassen. Jogurt mit Quark und Wasser cremig rühren.

Honig; Zimt und Vanille einrühren.

Etwa zwei Drittel der Beeren pürieren.

In der folgenden Reihenfolge die Zutaten in einem Glas aufschichten. Von unten begonnen: pürierte Beeren, die Hälfte der Quarkcreme, eingeweichte Haferflocken, die andere Hälfte der Quarkcreme und zum Schluss die übrigen Beeren.

Chia- Kokos- Pudding mit Beeren

Zutaten für 2 Personen

- 30g Chiasamen
- 100ml fettarme Kokosmilch
- 1 TL natives Kokosöl
- 2 EL Kokosraspel
- 2 EL Dinkelvollkornflocken
- 1 TL Reissirup
- 125ml Wasser

Zubereitung

Chiasamen mit Wasser und Kokosmilch verrühren und aufquellen lassen. Die Mischung nach 10 Minuten nochmals durchmischen und weitere 12h im Kühlschrank ausquellen lassen.

Wenn die Masse fertig ist, Pfanne mit Öl bestreichen und Kokosraspeln und Dinkelflocken bei mittlerer Hitze unter Rühren goldbraun rösten (etwa 3-4 Minuten). Mit dem Reissirup beträufeln, gut vermischen und vom Herd nehmen.

Die Beeren waschen. Die Masse aus dem Kühlschrank nehmen und nochmals durchmischen. In einem Glas aufschichten: Chiamasse, Flocken, Beeren.

Avocado- Chia- Quark

Zutaten für 1 Person

- 2 gehäufte EL Chiasamen
- Etwas Milch
- Eine halbe Avocado
- 1 Spritzer Zitronensaft
- 1 EL Leinsamen
- E EL Quark
- 1 Handvoll Beeren

Zubereitung

Chiasamen für 15 Minuten in der Milch aufquellen lassen.

Das Fruchtfleisch der Avocado mit einem Löffel herausheben, zerdrücken und mit Zitronensaft beträufeln.

Anschließend die Zutaten vermischen oder in folgender Reihenfolge in einem Glas aufschichten: 2 EL Quark, Chiasamen, Leinsamen, 1 EL Quark, Beeren und Avocadocreme.

Himbeer- Kokos- Porridge

Zutaten für 2 Personen

- 150g Himbeeren
- 150g rote Johannisbeeren
- 1 EL Reissirup
- 350ml fettarme Milch oder Kokos-milch
- 6 EL Haferflocken
- 50g Kokosraspeln
- Prise Salz

Zubereitung

Beeren waschen.

Milch mit Haferflocken, Kokosraspeln und einer Prise Salz in einen Topf geben und unter Rühren einmal kurz aufkochen lassen. Anschließend vom Herd nehmen und kurz abkühlen lassen.

Das abgekühlte Porridge dann in Gläser füllen und die Beeren darauf geben.

Avocado- Schokomousse

Zutaten für 1 Person

- Eine halbe Avocado
- 20g Mandelsplitter
- 1 TL Backkakao
- Ein halber TL Birkenzucker

Zubereitung

Mandelsplitter in einer Pfanne ohne Öl anrösten. Die restlichen Zutaten in einem kleinen Schälchen zerdrücken und alles miteinander vermengen (ebenfalls im Mixer möglich). Die Splitter unterrühren oder drüberstreuen.

Extras

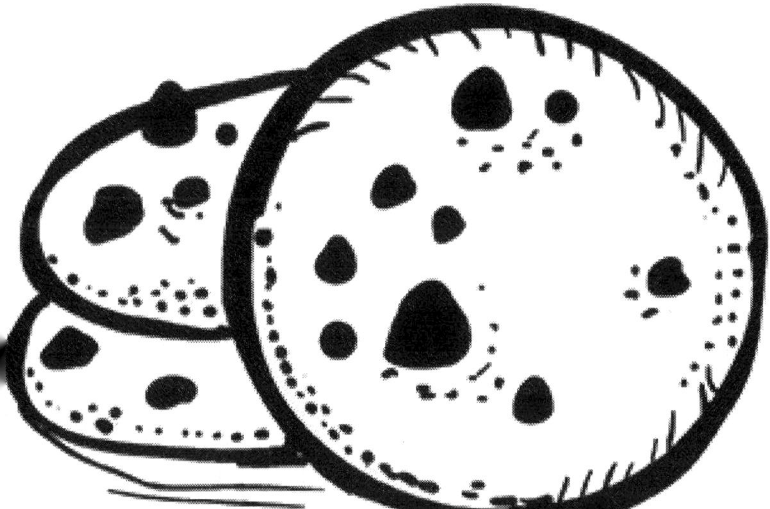

Knabber- Kichererbsen

Zutaten für 2 Personen

- 1 Dose Kichererbsen
- 2 EL Olivenöl
- Jeweils 1 TL Salz, Paprikapulver, Chilipulver, Kreuzkümmel und andere Gewürze nach Belieben

Zubereitung

Backofen vorheizen auf 180°.

Kichererbsen in einem Sieb unter kaltem Wasser waschen und anschließend in eine Schüssel geben. Die Gewürze und das Öl nach eigener Einschätzung hinzugeben und alles gut vermengen.

Die Erbsen dann auf einem mit Backpapier ausgelegtem Backblech für 20-25 Minuten backen bis sie leicht gebräunt sind. Nach 10 Minuten einmal wenden.

Gemüse- Ei- Muffins

Zutaten für 6 Muffins

- 1 kleine Zwiebel
- Eine halbe Paprikaschote
- 50g Schinkenwürfel
- 1 TL Rapsöl
- 5 Eier
- 3 EL Milch
- Paprikapulver edelsüß
- Salz und Pfeffer
- Kräuter nach Belieben (Schnittlauch eignet sich gut)
- 30g geriebener Käse

Zubereitung

Backofen auf 200° vorheizen.

Zwiebeln schälen und fein hacken. Paprikaschote waschen und fein würfeln.

Öl in einer Pfanne erhitzen, die Zwiebel darin andünsten und anschließend Paprika- und Schinkenwürfel hinzugeben und ebenfalls für 3 weitere Minuten andünsten.

Eier mit Milch, Gewürzen und Kräutern in einem Mischgefäß miteinander vermengen.

Gemüse-Schinken-Masse auf die Förmchen verteilen und mit der Eimasse übergießen. Den Käse darauf auslegen.

Anschließend für etwa 20 Minuten im Backofen backen.

Kokos-Tafel

Zutaten für 1 Tafel

- 3 EL Kokosmus
- 1 EL Kokosöl
- 1-2 EL Kokosraspel
- Nach Bedarf: Erythrit
- Abgeriebene Schale einer halben Zitrone oder Limette

Zubereitung

Kokosöl und Kokosmus erwärmen. Dazu eignet sich die Mikrowelle auf niedriger Temperatur.

In die flüssige Masse Kokosraspeln einmischen.

Die Masse in eine geeignete Form gießen und mit den geriebenen Limettenschalen und/oder dem Erythrit bestreuen.

Anschließend für mindestens 3 Stunden in den Kühlschrank und erhärten und durchziehen lassen.

Avocado-Feta-Dip

Zutaten für 1 Person

- Eine halbe Avocado
- 1 Zehe Knoblauch
- 35g Feta
- Saft einer Limette
- Salz und Pfeffer

Zubereitung

Die Avocado halbieren und das Fruchtfleisch mit einem Löffel entnehmen. Den Knoblauch schälen und fein hacken und anschließend alle Zutaten in eine kleine Schüssel geben. Alles mit einer Gabel zerdrücken und mit Salz und Pfeffer abschmecken.

Zaziki-Dip

Zutaten für 1 Person

- 125g Quark
- 1 Knoblauchzehe
- 50g Gurke
- Salz und Pfeffer

Zubereitung

Gurke schälen und fein raspeln. Quark mit Gurkenraspeln vermengen und eventuell mit etwas Wasser cremig rühren. Knoblauchzehe feinhacken und unterrühren. Zum Schluss mit Salz und Pfeffer abschmecken.

Drinks

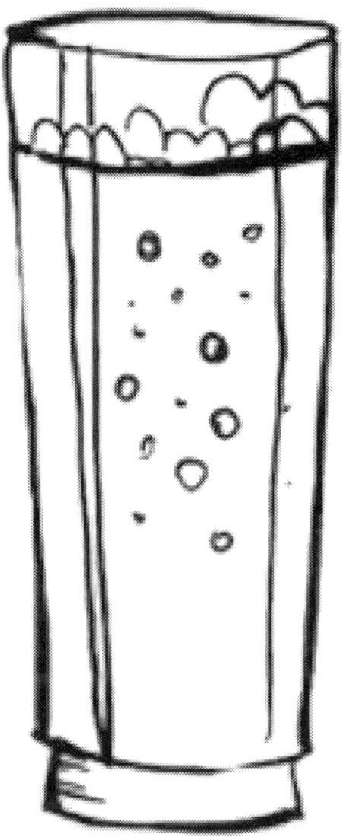

Grüner Smoothie

Zutaten für 1 Person

- Eine Viertel Salatgurke
- 1 Apfel (bevorzugt Grün)
- 1 Handvoll Spinat
- 3 Blätter Minze
- Eine halbe Avocado
- Saft einer Limette
- 1 EL Leinsamen

Zubereitung

Gurke, Apfel und Minzblätter waschen. Kerne und Stiel des Apfels entfernen. Fruchtfleisch aus der Avocado lösen.

Anschließend alle Zutaten in einen Mixer geben oder in einer Schüssel mit einem Pürierstab pürieren.

Hafer-Fruchtshake

Zutaten für 1 Person

- 125g Himbeeren
- 1 Pfirsich oder 125g Melone
- 1 EL Mandelmus
- 150ml Haferdrink
- 1 Prise Zimt
- 1 TL Ahornsirup

Zubereitung

Die Himbeeren waschen. Pfirsich ebenfalls waschen und entkernen oder die Melone entkernen. Alle Zutaten in einen Mixer geben oder in einer Schüssel mit einem Pürierstab pürieren.

Kokos-Beeren-Smoothie

Zutaten für 1 Person

- 100ml Kokosmilch
- 100g Beeren
- 1 EL Limettensaft
- Saft einer Orange

Zubereitung

Alle Zutaten in einen Mixer geben oder mit einem Pürierstab in einer Schüssel pürieren.

Kakao- Cashew- Milch

Zutaten für 2 Personen

- 1 Handvoll Cashewkerne
- 200ml Wasser
- 1 EL schwach entölter Kakao
- 1 getrocknete Feige
- 1 Prise Zimt
- 1 Prise Kardamom

Zubereitung

Die Cashewkerne etwa 10 Stunden in einer Schüssel mit wenig Wasser einweichen, damit sie sich beim Mixen besser auflösen.

Das verbleibende Wasser abschütten und die Cashewkerne kurz abspülen. Die Kerne mit ein wenig Wasser in einen Mixer geben und mixen. Anschließend die nächste Zutat hinzugeben und erneut mixen.

Solange wiederholen bis alle Zutaten im Mixer sind und ein letztes Mal durchmixen.

Das schrittweise Hinzufügen der Zutaten gibt den Cashewkernen genug Zeit sich komplett aufzulösen und gibt den Zutaten die Möglichkeit sich voll zu entfalten.

Ingwer- Smoothie

Zutaten für 1 Person

- 1 Daumnagelgroßes Stück Ingwer
- 1 TL Zimt
- 1 große Handvoll Babyspinat
- 150ml Wasser

Zubereitung

Den Ingwer schälen und in kleine Stücke schneiden. Babyspinat waschen und anschließend alle Zutaten in einen Mixer geben oder in einer Schüssel mit einem Pürierstab pürieren.

Danksagung

Abschließend möchte ich mich noch einmal herzlich bei dir bedanken, dass du dich für dieses Buch entscheiden hast und mich somit auf meinem Weg unterstützt. Falls es dir gefallen hat, würde ich mich freuen, wenn du eine Bewertung zurücklassen könntest, damit auch andere Leute dieses Wissen erhalten und unseren Weg teilen können.

Gesundheit für Körper und Seele

Magen & Darm reinigen

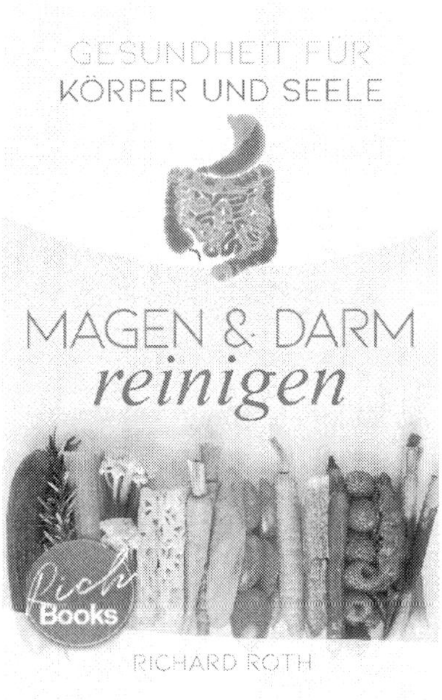

Sehr hilfreicher Ratgeber. Mit diesen Tipps gelingt es einfach und effektiv den Körper von schädlichen Stoffen zu befreien. Die enthaltenen Rezepte haben mich dabei sehr unterstützt. Seither fühle ich mich voller Kraft und beginne jeden Tag mit viel Energie. Ganze klare Empfehlung! Mein aktuelles Lieblingsbuch im Thema Gesundheit! - Paul C., Testimonial

Haftungsausschluss

Die Umsetzung aller enthaltenen Informationen, Anleitungen und Strategien dieses E-Books erfolgt auf eigenes Risiko. Für etwaige Schäden jeglicher Art kann der Autor aus keinem Rechtsgrund eine Haftung übernehmen. Für Schäden materieller oder ideeller Art, die durch die Nutzung oder Nichtnutzung der Informationen bzw. durch die Nutzung fehlerhafter und/oder unvollständiger Informationen verursacht wurden, sind Haftungsansprüche gegen den Autor grundsätzlich ausgeschlossen. Ausgeschlossen sind daher auch jegliche Rechts- und Schadensersatzansprüche. Dieses Werk wurde mit größter Sorgfalt nach bestem Wissen und Gewissen erarbeitet und niedergeschrieben. Für die Aktualität, Vollständigkeit und Qualität der Informationen übernimmt der Autor jedoch keinerlei Gewähr. Auch können Druckfehler und Falschinformationen nicht vollständig ausgeschlossen werden. Für fehlerhafte Angaben vom Autor kann keine juristische Verantwortung sowie Haftung in irgendeiner Form übernommen werden.

Urheberrecht

Impressum

2. Auflage

Kontakt: Richard Roth, Lindenstraße 22B, 01796 Pirna

Covergestaltung: Jana Schuhmann

Printed in Poland
by Amazon Fulfillment
Poland Sp. z o.o., Wrocław

69674077R00106